常见疾病临床药学监护案例分析丛书

常见疾病临床药学监护案例分析

——感染性疾病分册

祝德秋　张　磊　主编

U0232363

科学出版社

北京

内 容 简 介

本书介绍8种临床常见的感染性疾病，包括社区获得性肺炎、医院获得性肺炎、侵袭性真菌感染、急性肾盂肾炎、下尿路感染、胆道感染、阑尾炎、腹腔感染，每个病种分析5个典型案例。从疾病基础知识、临床表现到药物特点、合理应用，系统地分析和总结常见的用药问题和监护要点，并建立相应的规范化药学监护路径。

可供抗感染专业及病种相关专科的临床药师在日常药学服务工作中参考，以助启发思路和建立规范的工作方法。

图书在版编目（CIP）数据

常见疾病临床药学监护案例分析.感染性疾病分册/祝德秋,张磊主编.—北京:科学出版社,2018.6
ISBN 978-7-03-057378-0

Ⅰ.①常… Ⅱ.①祝…②张… Ⅲ.①感染—疾病—临床药学 Ⅳ.①R97

中国版本图书馆CIP数据核字(2018)第101274号

责任编辑:闵 捷
责任印制:谭宏宇 / 封面设计:殷 靓

科学出版社 出版
北京东黄城根北街16号
邮政编码:100717
http://www.sciencep.com
南京展望文化发展有限公司排版
上海当纳利印刷有限公司印刷
科学出版社发行 各地新华书店经销

*

2018年6月第 一 版 开本:787×1092 1/32
2023年3月第十三次印刷 印张:9
字数:219 000
定价:60.00元
（如有印装质量问题，我社负责调换）

常见疾病临床药学监护案例分析丛书
专家指导委员会

《常见疾病临床药学监护案例分析
——感染性疾病分册》
编辑委员会

丛书序

党的十九大明确提出了健康中国战略，要向全民提供全方位、全周期的健康服务，全面建立优质高效的医疗卫生服务体系。随着医疗卫生体制改革不断深化，公立医院破除以药补医、取消药品加成等政策措施正逐步落到实处，医疗机构药学服务正面临着前所未有的发展机遇和严峻挑战。

发展机遇即是新形势下人民群众对优质、安全医疗需求的日益增长，药学服务的重要性逐渐凸显，得到了卫生管理部门和医疗机构的重视。国家卫生和计划生育委员会明确提出促使医院药学服务实现"两个转变"的要求：药学服务从"以药品为中心"转变为"以病人为中心"，从"以保障药品供应为中心"转变为"在保障药品供应的基础上，以重点加强药学专业技术服务、不断提升药学服务能级、参与临床用药为中心"。挑战即是各地在公立医院药品加成取消后，医疗服务价格进行了适当调整，但药事服务费用未得到落实，药师的服务价值无从体现，这必将损害药师的利益，影响药师队伍的稳定和发展。这种形势一方面与当前的医疗改革进程有关，另一方面也与临床药学服务的质量存在一定差距、药学监护工作尚不够规范有关。

依据美国药剂师协会的定义，药学监护是一种以患者为中心、治疗结果为导向的药学实践，要求药师、患者及为患者提供保健的其他医疗者一起，来促进健康、预防疾病，以及评估、监测、制订和调整药物的使用，确保药物治疗的安全和有效。纵观美国临床药学的发展史，药学监护的规范化发挥了至关重要的作用。1990年，Hepler 和 Strand 在 *Opportunities and responsibilities in pharmaceutical care*（Am J Hosp Pharm, 1990, 47(3): 533-543）一文中首次提出了药学监护的概念；1998年，Cipolle、Strand 和 Morley 在 *Pharmaceutical care practice*（New York: McGraw-Hill, 1998）一书中正式定义药学监护：是执业者承担解决患者药物相关需求的责任并坚守这一承诺的一种实践；在执业过程中，以达到正向的治疗结果为目标，向患者提供负责任的药物治疗服务，从而推动了药学监护的规范化的进程。2004

年,药学监护的费用补偿代码获得美国医学会批准。2006年,Medicare开始支付此服务,药学监护工作进入了良性发展的轨道。借鉴美国药学监护的发展经验,我们必须首先实现药学监护的规范化,实行明确的量化评价和考核,进而获取相应的服务价值,提高药学服务质量。

近年来我国临床药学取得了长足发展,临床药师通过参与查房、制订治疗方案、病例讨论和不良反应监测等医疗活动,积累了较为丰富的药学监护经验,已逐渐成为临床治疗团队中不可或缺的一员。然而,如何将现有的药学监护经验进行规范化,成为当前临床药学发展的关键和难点。总结药学监护经验,按照临床药学专科特点提出一套标准的监护路径,对于促进临床药学监护规范化发展具有重要价值。为此,我们组织了多家临床药师规范化培训基地的具有丰富实践经验的临床药师和医师,共同策划和编写了"常见疾病临床药学监护案例分析丛书"。该丛书通过对各临床药学专科常见疾病的经典案例的分析,归纳药学监护要点和常见用药错误,并依据最新的临床监护路径,形成针对各疾病治疗特点的标准药学监护路径。希望该丛书能为药学监护的规范化和标准化点燃星星之火，为我国临床药学的发展贡献绵薄之力。

由于丛书编写思想和体例力求新颖，此方面的写作经验较少，且参编单位多，难免存在不足之处。例如，各药学监护路径仅是各位编者依据临床药学实践和临床诊疗路径的工作路径总结，可能还存在不够全面的地方，敬请各位同仁和读者在使用的过程中不吝指正，以便今后加以改进和不断完善。

2018年3月于上海

前　言

随着我国医疗改革的不断深化，要求医院药学的工作内容从"药品保障供应型"转变为"药学服务型"，因此对医院药学人员的专业能力提出了新的挑战和要求。在这样的背景下，只有临床药师不断提高自身专业素养和能力，解决临床工作中用药难点，才能在时代进步的洪流中稳进不退。

感染性疾病是一类由致病微生物引起的疾病，人类对此类疾病的认识至少可追溯到中世纪。但直到1683年，荷兰人列文虎克首次在显微镜下发现"细菌"，人类才开始有能力去发现和认识此类疾病。随后，经过法国的巴斯德、德国的科赫等科学家的不断努力，人们对致病微生物的研究逐渐深入，对发现和发明可以治疗致病微生物药物的需求也日益增长。早在唐朝，中国的裁缝就发现长有绿毛的糨糊有助于剪刀划破的伤口愈合；1928年，英国的弗莱明偶然间发现青霉素，为人类抵抗感染性疾病提供了有力的武器,直到今天,青霉素及其衍生物仍是治疗感染性疾病的一线药物。

临床药师在查房和会诊过程中,临床医师所提出的问题和需求很多都集中在抗感染药物的选择、用法及不良反应方面。同时,近几年来医院销售的化学药品中,抗感染药物的市场份额稳居第一。目前,国家和地方已出台了一系列法规和政策用于合理使用抗感染药物,表明国家对于该类药物管理和使用的重视程度。这些都要求临床药师应熟练掌握该类药物的治疗方案设计、风险评估和药学监护等专业知识与技能,并将此应用到感染性疾病的药物治疗管理中去。通过对该类药物处方点评的归纳、总结及凝练,达成共识,形成一个相对规范的感染性疾病的药学监护路径,以指导临床药师的药学监护行为,规范感染性疾病的药物治疗。

本书由熟悉感染性疾病治疗的临床医师和临床药师共同编写完成。本书共收集8个病种,每个病种各有5个案例。每章首先由医师介绍疾病的病因和发病机制、诊断要点、治疗(治疗原则与方法),然后药师通过讲解若干实际工作中遇到的相关案例及其用药和转归情况,分析抗感染药物的种类和剂量选择、多种药物联用及药学监护要点等,可供临床药师及临床医生参考使用。

本书的资料信息均来源于抗感染专业临床药师在实际查房过程中发生的真实案例，信息准确。但由于编写时间仓促，不足之处在所难免，敬请广大读者批评指正。

祝德秋　张　磊

2017年11月

目 录

目
录

第一章

绪　论

感染性疾病（infectious diseases）是指由致病微生物通过不同方式引起人体感染并出现临床症状的疾病，包括可传播疾病和非传播疾病。

引起感染性疾病的病原体可以是病毒、细菌、真菌、朊病毒、原虫、蠕虫及节肢动物等。本书着重介绍临床最常见的两大病原体——细菌、真菌导致的感染性疾病。

（1）细菌是单细胞原核生物。狭义的细菌专指数量最大、种类最多、结构最典型的细菌；一般以简单的二分裂方式进行无性繁殖，生长曲线可分为迟缓期、对数期、稳定期、衰亡期等时相。广义的细菌尚包括支原体、衣原体、立克次体、螺旋体和放线菌等。传统分类：常根据革兰氏染色、形态、需氧或厌氧、有无芽孢等对细菌进行分类。细菌的致病性和其侵袭力与毒素有关。

（2）真菌是一类有细胞壁和典型细胞核结构，能进行无性或有性繁殖的真核细胞型微生物。现在已经发现了7万多种真菌，其中对人类有致病性的有300多个种类。临床上真菌感染常分为浅部真菌感染和深部真菌感染。临床比较常见的深部真菌感染主要是免疫虚损相关真菌，包括念珠菌、曲霉菌、隐球菌等。

感染性疾病的发生、发展是病原体与宿主相互复杂作用的结果。病原体的入侵、增殖、对组织造成的损伤均与机体的免疫应答密切相关，包括天然免疫与适应性免疫两个方面。在病原体感染的早期，天然免疫可控制病原体的入侵及其在机体内的扩增，并能诱导和调节机体产生特异而有效的适应性免疫应答。机体对不同的病原体可产生特定的适应性免疫应答，所以又称为特异性免疫。特异性免疫在控制病原体的同时也可能造成机体损伤。影响免疫的宿主因素包括正常菌群、解剖及生理因素、营养及代谢状态、年龄、急性期反应、神经-内分泌-免疫系统、器官独特的免疫特性。

感染性疾病的发生有3个关键因素：感染源（病原体）、感染途径和易感人群。急性感染病的发生、发展和转归，通常分为4个阶段，即潜伏期、前驱期、发病期和恢复期，某些在病程中还会出现再燃或复发。感染最常见的病理生理变化有发热、代谢改变、感染中毒症状、皮疹、肝/脾大及一些特殊的症状和体征。病原微生物常通过直接损伤、毒素作用和（或）免疫机制等方式引起细胞病变。超敏反应是引起感染后变态反应性疾病的主要免疫病理机制。慢性感染会导致组织纤维化的发生和发展。

机体、病原体、药物三者的相互关系和实际情况决定了抗感染治疗的难易程度，病原治疗是首要措施，但须坚持综合治疗的原则，即治疗、护理、预防并重，病原治疗和对症支持治疗并重。治疗方法包括一般治疗（消毒隔离、护理、饮食）、病原治疗、对症治疗、支持治疗、免疫治疗、心理治疗、中医中药治疗、康复治疗。

祝德秋

社区获得性肺炎

第一节 疾病基础知识

【病因和发病机制】

社区获得性肺炎（community-acquired pneumonia, CAP）是指在医院外罹患的感染性肺实质（含肺泡壁，即广义上的肺实质）炎症，包括具有明确潜伏期的病原体感染在入院后于潜伏期内发病的肺炎。

1. 病因　CAP致病原的组成和耐药性在不同国家、地区之间有明显差异，而且随时间推移不断变迁。目前我国成人CAP最常见的病原体为肺炎支原体和肺炎链球菌。其他常见病原体有流感嗜血杆菌、肺炎衣原体、肺炎克雷伯菌、金黄色葡萄球菌。对于特殊人群（如高龄）或存在基础疾病的患者（如充血性心力衰竭、心脑血管疾病、慢性呼吸系统疾病、肾衰竭、糖尿病等），肺炎克雷伯菌及大肠杆菌等革兰氏阴性（G^-）菌则更加常见。

2. 发病机制　有的病原体为人体正常的上呼吸道定植菌，当人体免疫力下降后从上呼吸道吸入下呼吸道引起发病；有的病原体则是直接从环境中吸入下呼吸道引起发病。病原体可通过本身菌体成分引起免疫反应、分泌毒素及本身的侵袭力导致宿主细胞损伤。

【诊断要点】

1. 临床表现

（1）新近出现的咳嗽、咳痰或原有呼吸道疾病症状加重，伴或不伴脓痰、胸痛、呼吸困难、咯血。

（2）伴或不伴发热。

（3）肺实变体征和（或）闻及湿啰音。

2. 实验室检查及其他辅助检查

（1）实验室检查：外周血中 WBC $> 10 \times 10^9/L$ 或 $< 4 \times 10^9/L$，伴或不伴核左移。

（2）其他辅助检查：胸部影像显示新出现的斑片状浸润影、叶/段实变影、磨玻璃影或间质改变，伴或不伴胸腔积液。

【治疗】

1. 治疗原则

（1）根据病情严重程度（CURB-65 评分），选择治疗场所。

（2）参考年龄、发病季节、基础病、既往抗菌药物使用史、病情严重程度、症状体征、影像及实验室检查表现推测可能的病原及耐药风险。

（3）合理安排病原学检查，及时启动经验性抗感染治疗。

（4）动态评估抗感染疗效。

2. 治疗方法

（1）经验性抗感染治疗：根据当地流行病学资料，结合患者情况，推测最可能的病原，按照当地细菌耐药性监测结果，选择病原敏感的抗菌药物，并且该药物在感染部位有良好的分布。

（2）目标性抗感染治疗：一旦获得病原学结果，就可以参考体外药敏试验结果进行目标性治疗。需要注意的是，检查出的病原有可能为定植或污染的病原而并非真正的病原，需要结合其他表现综合分析，不能仅凭病原学检查结果确诊。一般痰、咽拭子等标本留取时会经过本有细菌定植的呼吸道和口腔，污染的可能性大；血、胸腔积液等标本留取时从无菌部位直接取样，污染的可能性小。

（3）疗程：抗感染治疗一般于退热 2 ～ 3 d 且主要呼吸道症状明显改善后停药。不必以肺部阴影吸收程度作为停药指征。通常轻、中度患者疗程 5 ～ 7 d，重症或伴有肺外并发症患者可适当延长。非典型病原体治疗反应慢者疗程可延至10～14 d。金黄色葡萄球菌、铜绿假单胞菌、肺炎克雷伯菌或厌氧菌等容易导致肺组织坏死,疗程可延至14～21 d。

第二节　经典案例

案例一

（一）案例回顾

【主诉】

咳嗽、发热3 d。

【现病史】

患者，女，26岁。患者于3 d前淋雨后出现咳嗽，无痰，伴发热、寒战、肌肉酸痛，无气短，体温（temperature, T）最高40℃，无盗汗、消瘦、胸闷、胸痛。伴有恶心、呕吐、乏力及上腹部疼痛，无腹泻。就诊于急诊，血常规示中性粒细胞计数升高。胸部CT示：两肺下叶炎症。予以头孢美唑联合左氧氟沙星抗感染治疗2 d后体温仍无明显下降。发病以来，食欲差，精神状态差，体重无明显变化，大小便正常。

【既往史】

胃炎病史，无规则用药。否认高血压、糖尿病等慢性病史，以及手术、外伤史。

【社会史、家族史、过敏史】

未婚未育。从事文职工作。青霉素过敏史。

【体格检查】

血压（blood pressure, BP）120/80 mmHg，呼吸频率（respiration rate, R）18次/min。神志清楚，精神较差，体格检查合作，自动体位。全身皮肤黏膜无黄染，全身浅表淋巴结无肿大。口唇无发绀，颈软无抵抗,气管居中,颈静脉无怒张,甲状腺无肿大,无压痛、震颤、血管杂音。胸廓未见异常,呼吸规整,胸骨无压痛。双肺叩诊清音,双肺呼吸音粗,左侧肺可闻及湿啰音。心浊音界未见异常,心率(heart rate, HR)70次/min,律齐,未闻及病理性杂音。腹膨软,无腹壁静脉曲张,无压痛、反跳痛,肝、脾肋下未触及,墨菲(Murphy)征阴性,肠鸣音未见异常,4次/min。双下肢无水肿。四肢肌力、肌张力未见异常,双侧巴宾斯基(Babinski)征阴性。

【实验室检查及其他辅助检查】

1. 实验室检查

(1)血常规:WBC 10.2×10^9/L(↑),NEUT% 82%(↑),CRP 94.4 mg/L(↑)。

(2)PCT 0.47 ng/mL。

2. 其他辅助检查 胸部CT:①两肺下叶炎症。②脂肪肝。

【诊断】

(1)社区获得性肺炎,非重症(CURB-65评分1分)。

(2)脂肪肝。

【用药记录】

1. 抗感染 左氧氟沙星注射液 0.5 g+0.9%氯化钠注射液 250 mL iv.gtt q.d.(d1-8*),头孢呋辛 1.5 g+0.9%氯化钠注射液 250 mL iv.gtt b.i.d.(d2-8)。

2. 止咳化痰 注射用氨溴索 90 mg+0.9%氯化钠注射液 100 mL iv.gtt q.d.(d1-8),复方甲氧那明胶囊 2粒 p.o. t.i.d.(d3-8),苏黄止咳胶囊 1.35 g p.o. t.i.d.(d3-8),福多司坦胶囊 0.4 g p.o. t.i.d.(d3-8)。

3. 保肝 还原型谷胱甘肽 2.4 g+5%葡萄糖注射液 500 mL iv.gtt q.d.(d2-6)。

4. 保护胃黏膜 注射用泮托拉唑 80 mg+0.9%氯化钠注射液 100 mL iv.gtt q.d.(d1-8)。

---

* 注 dn:表示第 n 天;dn_1~n_2:表示第 n_1~n_2 天。

5. 支持　维生素C注射液 2 g+维生素B$_6$注射液 0.2 g+5%葡萄糖注射液 500 mL iv.gtt q.d.(d1-4)。

【药师记录】

入院第2天：仍有发热。血常规：WBC 8.1×10^9/L，NEUT% 92%(↑)，CRP 170 mg/L(↑)。加用头孢呋辛抗感染。患者有脂肪肝，同时因发热需要补液，且为了拉开两剂头孢呋辛之间的间隔，增加还原性谷胱甘肽补液。

入院第3天：咳嗽较前加重，开始有咳白痰，但体温高峰下降，肺部啰音好转。增加复方甲氧那明、苏黄止咳胶囊、福多司坦化痰止咳。

入院第5天：体温正常。咳嗽、咳痰减少，肺部啰音减少。腹部症状也较前好转，食欲好转。痰培养(－)。

入院第8天：体温正常，偶有咳嗽，无痰。双肺未及啰音。血常规：WBC 7.2×10^9/L，NEUT% 72%，CRP 15 mg/L。病情稳定，出院。

（二）案例分析

【抗感染治疗】

患者有咳嗽、白细胞升高、肺部影像支持，CAP可明确。患者为无基础疾病青年，最常见病原体为肺炎支原体和肺炎链球菌，左氧氟沙星+头孢呋辛可覆盖常见病原体。

临床药师观点：① 左氧氟沙星单药已可覆盖常见病原体，无须加用头孢呋辛。且患者有青霉素过敏史，使用头孢菌素类亦有一定过敏风险。② 头孢呋辛为时间依赖性药物，消除半衰期70 min左右，故为了 T > 最低抑菌浓度(MIC)，达到40%以上，应按照说明书推荐q8h. q.d.，该患者应用的剂量不足。

【抑酸治疗】

泮托拉唑在初期可以预防急性疾病引起的应激性溃疡，该患者既往有胃炎史，起病时有上消化道症状，更需要使用。

临床药师观点：患者病情稳定后，抑酸药物抑制胃酸，反而降低消化功能，影响食欲。要注意鉴别食欲差是由原发病引起还是药物引起。

【保肝治疗】

还原型谷胱甘肽用于肝脏疾病的治疗,包括病毒性、药物毒性、酒精毒性(包括酒精性脂肪肝、酒精性肝纤维化、酒精性肝硬化、急性酒精性肝炎)及其他化学物质毒性引起的肝脏损伤。

临床药师观点:患者脂肪肝,并非使用还原型谷胱甘肽适应证,不推荐使用。

(三)药学监护要点

1. 监测感染相关表现 精神状态、食欲、咳嗽、咳痰、肺部啰音、血常规、病原学结果等。

2. 监测药物不良反应 头孢呋辛的变态反应(过敏反应);左氧氟沙星可导致失眠、静脉炎、胃肠道反应、光过敏、肌腱损害等;复方甲氧那明和苏黄止咳胶囊均含有拟肾上腺素药物,注意心血管系统症状。

案例二

(一)案例回顾

【主诉】

发热9 h。

【现病史】

患者,男,55岁。入院前9 h因酗酒、运动后洗冷水澡出现发热,体温高达38℃,伴有寒战、出冷汗,左侧胸痛,疼痛为钝痛,伴有胸闷、气促,吸气时加重,不伴有向左上肢及左肩放射痛,无濒死感,无咳嗽、咳痰,无心悸、头晕、黑矇,无头痛、恶心、呕吐,无反酸、嗳气等不适。至今晨胸痛不能缓解,急诊心电图:快速心房颤动,左心室高电压,ST段V4 ~ V6弓背向下抬高1.5 mm。胸部CT检查:心影增大,两侧支气管血管束模糊,右上肺、左肺舌段多发斑片密度影。

发病以来精神可,夜眠不佳,食纳可,近期体重未见明显下降。

【既往史】

患者20余年前肺结核病史,经抗结核治疗后治愈。既往冠心病史,未行冠脉造影术,平素口服丹参滴丸;既往心律失常(心房颤动)病史,未口服药物。既往甲状腺功能亢进病史,曾口服药物治疗,近期病情稳定,未口服药物。

【社会史、家族史、过敏史】

无。

【体格检查】

神清,气平,双瞳孔等大、等圆,对光(+),HR 89次/min,律不齐,未及杂音。两肺呼吸音粗,左肺可及明显干湿啰音。腹软无压痛,肝、脾肋下未及,肠鸣音正常。双下肢无水肿。四肢肌力、肌张力正常,病理征(−)。

【实验室检查及其他辅助检查】

1. 实验室检查

(1)血常规:CRP 8 mg/L,WBC 13.69×10^9/L(↑),NEUT% 91.9%(↑)。

(2)心肌梗死三合一:肌红蛋白22.40 ng/mL,CK−MB(mass) 2.7 ng/mL,肌钙蛋白0.009 ng/mL。

2. 其他辅助检查 胸部CT:心影增大,两侧支气管血管束模糊,右上肺、左肺舌段多发斑片密度影。

【诊断】

(1)胸痛待查:肺炎、心包炎可能。

(2)冠心病:心律失常、心房颤动。

【用药记录】

1. 抗感染 左氧氟沙星注射液 0.5 g+0.9%氯化钠注射液 100 mL iv.gtt q.d.(d1−2),莫西沙星注射液 0.4 g+0.9%氯化钠注射液 250 mL iv.gtt q.d.(d2−4),莫西沙星片 0.4 g p.o. q.d.(d5−7)。

2. 止咳化痰 注射用氨溴索 60 mg+0.9%氯化钠注射液 100 mL iv.gtt q.d.(d1−4)。

3. 保护胃黏膜　注射用兰索拉唑 30 mg+0.9%氯化钠注射液 250 mL iv.gtt q.d.(d1–2)。

4. 支持　注射用环磷腺苷葡胺 90 mg+0.9%氯化钠注射液 250 mL iv.gtt q.d.(d1–4)。

【药师记录】

入院第2天：仍有发热，体温最高39℃，仍有胸痛，无咳嗽咳痰。血常规：CRP 163 mg/L(↑)，WBC 19.00×10⁹/L(↑)，NEUT% 92.2%(↑)，LYM% 3.90%(↓)，RBC 4.41×10⁹/L，Hb 142 g/L，PLT 165.00×10⁹/L；PCT 4.44 ng/mL(↑)。患者感染指标有所升高，考虑患者在酗酒后淋冷水浴，诱发肺炎，不排除胃反流误吸导致CAP，将左氧氟沙星改为莫西沙星。

入院第4天：体温正常，未见咳嗽咳痰，两肺呼吸音粗，左肺可及明显干湿啰音，胸痛明显缓解。停用莫西沙星注射液，改为莫西沙星口服。

入院第7天：体温正常，尿量可，胸痛较前明显好转。心电监护：脉搏(pulse, P) 70次/min，R 17次/min，SaPO₂ 98%，BP 135/60 mmHg。病情稳定，出院。

（二）案例分析

【抗感染治疗】

莫西沙星相对于左氧氟沙星，除了覆盖常见CAP的病原体(肺炎链球菌、肺炎支原体、肠杆菌科)外，对厌氧菌(主要是脆弱拟杆菌)的作用较左氧氟沙星强，患者有酗酒、运动史，不排除有反流误吸引起吸入性肺炎的可能，使用莫西沙星覆盖厌氧菌。

临床药师观点：该患者有冠心病，心律失常史。氟喹诺酮类有延长心脏Q–T间期的作用，其中又以莫西沙星的发生率相对最高，故对原有心律失常病史的患者使用时应注意监护。该患者无青霉素过敏史，为了避免风险，亦可换为同样能覆盖厌氧菌的阿莫西林克拉维酸钾或哌拉西林钠他唑巴坦钠。

（三）药学监护要点

1. 监测感染相关表现　精神状态、食欲、咳嗽、咳痰、肺部啰音、血常规、病原学结果等。

2. 监测药物不良反应　监测心律，莫西沙星使用初期最好给予心电监护。莫西沙星的其他不良反应有胃肠道反应、静脉炎、兴奋、皮疹等。

案例三

（一）案例回顾

【主诉】

发热伴咳嗽咳痰8 d。

【现病史】

患者，男，25岁，身高180 cm，体重120 kg。患者8 d前无明显诱因下出现发热，体温最高达38.7℃，伴有咳嗽、咳痰，痰色黄，痰量中等，无寒战，无明显胸闷气急，无咯血。血常规：WBC 12.72×10^9/L（↑），Hb 157 g/L，PLT 167×10^9/L，CRP 19.02 mg/L（↑）。胸部CT示：右肺下叶炎症，左肺上叶舌段少量纤维灶，脂肪肝。予以青霉素抗感染、化痰、保肝等治疗。效果不佳，后加用阿奇霉素0.5 g iv.gtt q.d.，仍高热，体温达40℃，伴咳嗽、咳痰，予2 d前转院，在急诊予以头孢西丁2.0 g iv.gtt b.i.d.、左氧氟沙星0.4 g iv.gtt q.d.抗感染、保肝、护胃、退热等治疗。仍发热，出现痰中带血，体温在38℃以上，伴末梢氧饱和度下降。

病程中患者无明显胸闷气急，无恶心呕吐，无腹痛、腹泻，无尿频、尿急、尿痛等症状，胃纳可，夜眠安，体重未有明显下降。追问病史，患者发病前曾在公共浴室洗澡，且同去洗澡的朋友均有咳嗽、发热和腹泻症状。

【既往史】

无。

【社会史、家族史、过敏史】

无。

【体格检查】

T 37.0℃，P 92次/min，R 23次/min，BP 139/88 mmHg。左肺呼吸音清，右肺呼吸音低，两肺未及干湿啰音。

【实验室检查及其他辅助检查】

1. 实验室检查

（1）血常规：WBC 10.84×10^9/L（↑），Hb 154 g/L，PLT 135×10^9/L，CRP 105 mg/L（↑）。

（2）肝功能：ALT 272 U/L（↑），AST 279 U/L（↑），ALP 38 IU/L，GGT 125 U/L，TBIL 15.8 μmol/L。

（3）血气分析：pH 7.46（↑），PaO_2 9.68 kP（↓），$PaCO_2$ 4.33 kP，$SaPO_2$ 94.6%。

2. 其他辅助检查

（1）胸部CT：两肺炎症，右下肺为著，局部实变，心包膜增厚，右侧胸腔少量积液。

（2）腹部CT：脂肪肝。

【诊断】

（1）社区获得性肺炎（重症）。

（2）呼吸衰竭（Ⅰ型）。

（3）酒精性脂肪肝。

（4）肝功能异常。

【用药记录】

1. 抗感染　注射用头孢曲松2 g+0.9%氯化钠注射液250 mL iv.gtt q.d.（d1-16），莫西沙星注射液0.4 g+0.9%氯化钠注射液250 mL iv.gtt q.d.（d1-4），莫西沙星片400 mg p.o. q.d.（d5-11）。

2. 化痰　注射用氨溴索90 mg+0.9%氯化钠注射液100 mL iv.gtt q.d.（d1-16）。

3. 保肝　注射用还原型谷胱甘肽1.8 g+5%葡萄糖注射液

500 mL iv.gtt q.d.（d1–16），多烯磷脂酰胆碱胶囊228 mg p.o. t.i.d.（d1–16），甘草酸二铵肠溶胶囊100 mg p.o. t.i.d.（d1–5），异甘草酸镁注射液30 mg iv.gtt q.d.（d6–16）。

4. 抗炎　注射用甲泼尼龙琥珀酸钠40 mg iv.gtt q.d.（d2–6），注射用甲泼尼龙琥珀酸钠120 mg iv.gtt q.d.（d7–11），甲泼尼龙片12 mg p.o. q.d.（d12–16）。

5. 支持　注射用胸腺法新1.6 mg s.c. q.d.（d1–16）。

【药师记录】

入院第1天：予以头孢曲松2 g q.d.联合莫西沙星400 mg q.d.抗感染，血必净抗炎，氨溴索化痰，还原型谷胱甘肽、多烯磷脂酰胆碱、甘草酸二铵肠溶胶囊保肝，胸腺法新调节免疫等治疗。

入院第2天：最高体温39.4℃，咳嗽较剧，干咳为主，有少量黄白色痰，伴有胸闷气急，呼吸急促，两肺呼吸音粗，右肺可及明显哮鸣音，予以甲泼尼龙琥珀酸钠40 mg q.d.抗炎治疗。

入院第3天：咳嗽，干咳为主，无咯血，胸闷气急症状较前缓解。抗军团菌1型IgM阳性（+），肺支抗体、抗Q热立克次体IgM、抗肺炎衣原体IgM阴性（-），呼吸道病毒十五联检阴性。

入院第5天：体温正常，咳嗽较前明显好转，莫西沙星静脉给药改为口服序贯治疗。嗜肺军团杆菌核酸检测8.9×10^4 copies/mL，肺炎衣原体、支原体$< 1.0 \times 10^3$ copies/mL。

入院第7天：患者无发热，无明显咳嗽、咳痰，无明显胸闷气急，鼻导管吸氧间断使用，不吸氧状态下氧饱和度95%。嗜肺军团杆菌核酸检测$< 5.0 \times 10^3$ copies/mL，血培养阴性（双侧），肝功能：ALT 479 IU/L（↑）、AST 121 IU/L（↑）、ALP 43 IU/L、GGT 148 IU/L、TBIL 14.5 μmol/L，甲泼尼龙剂量调整为20 mg q.d.。

入院第11天：患者无发热，无明显咳嗽咳痰，无明显胸闷气急，12–7抗军团菌1型IgM阴性（-），胸片示：右肺中下野渗出性病变（较12–01吸收明显），右侧胸腔积液可能，考虑患者肝功能异常，停用莫西沙星，继续头孢曲松抗感染。

入院第13天：患者无发热，无明显咳嗽、咳痰，无明显胸闷气急，甲泼尼龙剂量调整为12 mg p.o. q.d.。

入院第16天：患者无发热，无明显咳嗽、咳痰，无明显胸闷气急，病情平稳，出院。

（二）案例分析

【抗感染治疗】

该患者有特殊的病史，发病前曾在公共浴室洗澡，且同去洗澡朋友均有与其类似的症状，即通过水网传播的群发疾病，症状累及多个系统，故考虑嗜肺军团菌感染，入院后的检查也证实这一点。对军团菌的治疗，大环内酯、四环素、氟喹诺酮、磺胺类皆可。患者入院后选择莫西沙星针对其治疗。

临床药师观点：头孢曲松对军团菌无效，但对一般的肺炎链球菌有效，而莫西沙星已能覆盖军团菌以外的肺炎病原体，《中国成人社区获得性肺炎诊断和诊疗指南》（2016年版）也推荐氟喹诺酮类单用即可，故头孢曲松不必加用。

【免疫调节治疗】

胸腺法新有治疗慢性乙肝和增强免疫应答反应的作用，具体机制尚未阐明，体外试验显示其具有增强T细胞和NK细胞的功能。

临床药师观点：因对胸腺法新的研究主要是体外研究，临床研究少，故适应证只批准了慢性乙型肝炎和作为免疫损害病者的疫苗免疫应答增强剂。临床不应根据体外试验的结果随意扩大适应证。此外，患者正在使用的糖皮质激素，其的作用与胸腺法新的作用是拮抗的。

（三）药学监护要点

1. 监测感染相关表现　军团菌肺炎可以短时间内迅速进展，且有多个系统的表现，所以要比一般CAP应更严密地观察，主要观察精神状态、血气、呼吸困难程度、肝功能、肾功能。

2. 监测药物不良反应　莫西沙星具有静脉炎、兴奋中枢、肌腱损害、心脏Q-T间期延长、肝损、胃肠道反应等不良反应，患者原发病亦有肝损表现和胃肠道反应，应注意鉴别。此外还应注意糖皮质激素的兴奋（可与莫西沙星叠加或协同）、血糖升高、继发感染等。

案例四

（一）案例回顾

【主诉】

气体中毒后伴胸闷、咳嗽、咳痰1周。

【现病史】

患者，男，18岁，在"润滑油厂"上班期间不慎掉入油罐，随即昏迷，诊断为"急性中毒、吸入性肺炎、肾功能不全"，先后在两家外地医院治疗，给予抗感染、化痰、糖皮质激素及对症支持治疗1周后神志恢复，仍诉胸闷、咳嗽、咳黄痰，痰量中等，伴视物模糊，偶伴头晕，无头痛，无恶心呕吐，无腹痛、腹泻等不适。

发病以来，夜眠欠佳，胃纳尚可，尿色黄，体重无明显变化。

【既往史】

无。

【社会史、家族史、过敏史】

无。

【体格检查】

T 36.7℃，P 80次/min，R 16次/min，BP 110/70 mmHg。神志清，精神可，营养佳，发育正常，步入病房。全身皮肤黏膜未见黄染，无发绀，浅表淋巴结未触及病理性肿大。头颅无畸形，眼睑无水肿，结膜充血，瞳孔等大、等圆，对光反射灵敏。耳郭无畸形，听力正常，外耳道无脓性分泌物，乳突无压痛。鼻通气畅，外形无异常，无鼻翼扇动。唇无发绀，伸舌居中，双侧鼻唇沟对称。双扁桃体未及肿大。颈软，颈静脉无怒张，肝颈回流征阴性，气管位居中，双侧甲状腺未触及肿大。胸廓正常，双侧呼吸运动对称，语颤正常，无胸膜摩擦感，叩诊清音，双肺呼吸音粗，两下肺可及少量细湿啰音，心前区无隆起，未及震颤，心浊音界不大，HR 80次/min，律齐，各瓣膜听诊区未闻及病理性杂音。腹平坦，全腹软，无压痛、反跳痛，肝脾肋下未及，移动性浊音阴性，肠鸣音正常。生殖器及肛门直肠未查。脊柱四肢无畸形，双下肢无明显水肿。无杵状指。四肢肌张力正。生理反射存在，病理反射未引出。

【实验室检查及其他辅助检查】

1. 实验室检查　肝功能：ALT 60 U/L，AST 115 U/L（↑），CK 286 U/L（↑）。

2. 其他辅助检查　胸部CT：右肺弥漫性浸润影。

【诊断】

（1）吸入性肺炎。

（2）肝功能异常。

【用药记录】

1. 抗感染　左氧氟沙星注射液 0.5 g+0.9%氯化钠注射液 250 mL iv.gtt q.d.（d1-6）。

2. 止咳、化痰　盐酸氨溴索片30 mg p.o. t.i.d.（d1-6），复方甲氧那明胶囊1 s p.o. t.i.d.（d1-6）。

3. 保肝　甘草酸二铵肠溶胶囊150 mg p.o. t.i.d.（d1-6）。

【药师记录】

入院第2天：患者目前胸闷较前好转，继以低浓度氧疗。患者吸入化学物质导致吸入性肺炎1周，现仍有咳嗽、咳黄痰，不能排除细菌感染可能，给予左氧氟沙星抗感染。

入院第4天：患者一般情况可，WBC 5.80×10⁹/L，NEUT 3.4×10⁹/L，NEUT% 57.80%，CRP 0.5 mg/L，治疗方案同前。

入院第6天：患者一般情况可，无特殊不适主诉药，胸部CT平扫：未见异常。停用左氧氟沙星，病情平稳，予以出院。

（二）案例分析

【抗感染治疗】

患者因吸入化学药品而导致肺炎，原为化学性肺炎，而非细菌性肺炎,治疗上以糖皮质激素为主,但由于化学药品的影响,呼吸道正常的防御机制(纤毛功能、肺泡巨噬细胞功能等)遭到破坏,所以易继发细菌感染。另外,化学性肺炎一般起病较重,常收入急诊重症监护病房(intensive care unit, ICU)治疗,故在院内获得耐药菌感染的风险也比较高。该患者有黄痰,所以要考虑继发细菌感染,给予抗菌治疗。

临床药师观点:患者入院前已在外院经过抗感染治疗1周,并处于医院环境内,入院后仍有呼吸道感染症状,故按照医院获得性肺炎给予哌拉西林钠他唑巴坦钠等抗耐药菌的抗菌药物的预期疗效更好。

(三)药学监护要点

1. 监测感染相关表现　精神状态、食欲、血气、咳嗽、咳痰、肺部啰音、血常规、病原学结果等。

2. 化学药品中毒相关表现　精神状态、食欲、血压、肝肾功能。

3. 监测药物不良反应　左氧氟沙星的中枢神经系统影响、静脉炎、胃肠道反应、光过敏、肌腱损害等。

案例五

(一)案例回顾

【主诉】

咳嗽、咳痰4 d,加重伴发热1 d。

【现病史】

患者,女,82岁。患者4 d前受凉后突然出现咳嗽、咳痰,多为白色黏痰,1 d前咳嗽、咳痰加重,伴发热、胸闷,体温在37.0 ～ 38.5℃,无寒战、气短、痰中带血,无盗汗、消瘦、胸痛,病程中呕吐1次,呕吐物为胃内容物。胸部CT: 右下肺炎症。自发病来,食欲差,精神状态差,近期体重无明显变化,大便正常,小便正常。

【既往史】

高血压史30年,最高160/100 mmHg,规则服用氯沙坦100 mg

p.o. q.d.。

【社会史、家族史、过敏史】

已婚已育。子女体健。

【体格检查】

T 38.5℃,P 90次/min,R 20次/min,BP 130/80 mmHg,指末氧94%,体重55 kg。神志清楚,精神状态不佳,体格检查合作,自动体位,全身皮肤黏膜无黄染,无肝掌、蜘蛛痣,全身浅表淋巴结无肿大。口唇无发绀,颈软无抵抗,气管居中,颈动脉搏动未见异常,颈静脉无怒张,肝颈静脉回流征阴性,甲状腺无肿大、无压痛、震颤、血管杂音。胸廓形态正常,呼吸规整,胸骨无压痛。双肺叩诊清音,双肺呼吸音粗,右肺可闻及湿啰音。心浊音界未见异常,HR 88次/min,律齐,P2不亢,各瓣膜听诊区未闻及病理性杂音,无心包摩擦音。腹平坦,无腹壁静脉曲张,腹部柔软,无压痛、反跳痛,肝脏肋下未触及,脾脏肋下未触及,Murphy征阴性,肠鸣音未见异常,4次/min。双下肢不肿。四肢肌力、肌张力未见异常,双侧Babinski征阴性。

【实验室检查及其他辅助检查】

1. 实验室检查

(1)血常规:WBC 23.4×10^9/L,NEUT% 87%,Hb 134 g/L,PLT 204×10^9/L,CRP 66 mg/L。

(2)血生化:ALT 32 U/L,AST 22 U/L,BUN 7.4 mmol/L,Cr 84 μmol/L。

2. 其他辅助检查 胸部CT:右肺下叶炎症,左肺上叶及右肺中叶小结节,主动脉及冠状动脉硬化,脂肪肝。

【诊断】

(1)社区获得性肺炎。

(2)高血压2级,高危组。

【用药记录】

1. 抗感染 左氧氟沙星注射液 0.5 g+0.9%氯化钠注射液

250 mL iv.gtt q.d.(d1-3)，注射用头孢曲松 2 g+0.9%氯化钠注射液 100 mL iv.gtt q.d.(d1-5)，莫西沙星注射液 0.4 g iv.gtt q.d.(d3-12)，注射用哌拉西林钠舒巴坦钠5 g+0.9%氯化钠注射液 100 mL iv.gtt b.i.d.(d5-12)。

2. 平喘化痰　注射用多索茶碱 300 mg+0.9%氯化钠注射液 100 mL iv.gtt q.d.(d1-12)，福多司坦片 0.4 g p.o. b.i.d.(d1-12)，注射用氨溴索150 mg+0.9%氯化钠注射液 250 mL iv.gtt q.d.(d1-12)，复方甘草口服溶液 10 mL p.o. t.i.d.(d3-12)，复方甲氧那明胶囊2粒 p.o. t.i.d.(d3-12)。

3. 保护胃黏膜　注射用奥美拉唑 40 mg i.v. q.d.(d1-12)。

4. 降血压　氯沙坦钾片 100 mg p.o. q.d.(d1-12)。

5. 通便　比沙可啶肠溶片 5 mg p.o. t.i.d.(d3-12)。

【药师记录】

入院第3天：患者仍有咳嗽、较为剧烈，咳黄痰，有发热，腹部疼痛不适，便秘，小便正常。

入院第6天：患者咳嗽、咳痰症状较前稍有缓解，但仍持续低热；腹部无疼痛不适；精神状态好转，食欲及睡眠尚可。血常规：WBC 12.8×10^9/L，NEUT% 64%，PCT 0.05 ng/mL，CRP 51 mg/L。体格检查：双肺叩诊音清，呼吸音粗，右下肺可闻及湿啰音。HR 78次/min，律齐。腹部（ - ）。

入院第7天：体温正常。咳嗽、咳痰减少，肺部啰音减少。腹部症状也较前好转，食欲好转。痰培养（ - ）。

入院第9天：患者咳嗽、咳痰明显好转，偶有低热，仍有便秘，小便正常。体格检查：双肺叩诊音清，呼吸音粗，右下肺可闻及少量湿啰音。

入院第12天：患者无咳嗽、咳痰、发热。体格检查：神志清楚，听诊双肺叩诊清音，双肺呼吸音粗，双侧未闻及啰音。病情稳定，出院。

（二）案例分析

【抗感染治疗】

入住普通病房的老年人CAP常见病原体是肺炎链球菌、流感嗜血杆菌、肺炎克雷伯菌等肠杆菌科细菌、流感病毒、卡他莫拉菌、厌氧菌、军团菌等。有慢性气道疾病或反复使用抗菌药物史者还要考虑铜绿假单胞菌。患者无肺部基础疾病，无反复抗菌药物使用史，故按照最常见病原体初始治疗给予头孢曲松+左氧氟沙星。治疗 3 d 效果不佳，考虑吸入性肺炎可能性，将左氧氟沙星换为莫西沙星，增加了针对厌氧菌的治疗强度。入院第 5 天，效果仍不理想，头孢曲松换为注射用哌拉西林钠舒巴坦钠，抗菌谱增加了产超广谱 β-内酰胺酶（ESBL）的肠杆菌、铜绿假单胞菌、脆弱拟杆菌（厌氧菌）。

临床药师观点：① 如考虑一般病原体，初始治疗单用左氧氟沙星即可，不需要联用头孢曲松。② 该患者 Cr 40 mL/min，小于 50 mL/min，左氧氟沙星需要调整剂量，首剂足量 0.5 g，之后每 24 h 用半量 0.2 ~ 0.3 g q.d.。③ 注射用哌拉西林钠舒巴坦钠为时间依赖性抗菌药物，按照该患者肾功能，5 g b.i.d. 剂量较小，可用至 5 g q8h.。

【平喘治疗】

复方甲氧那明胶囊含有甲氧那明（β_2 受体激动剂）、那可丁（外周镇咳药）、氨茶碱（支气管扩张剂）、氯苯那敏（抗组胺药），多组分协同作用，有平喘镇咳作用。一般要联用化痰药，痰黏稠难以咳出的患者要慎用。

临床药师观点：复方甲氧那明每粒含氨茶碱 25 mg，给予患者复方甲氧那明 2 粒 t.i.d.，氨茶碱的日用量为 150 mg，患者同时使用多索茶碱 300 mg/d，要注意茶碱的不良反应。同时使用了 β 受体激动剂，特别要注意心脏不良反应。

（三）药学监护要点

1. 监测感染相关表现　精神状态、食欲、咳嗽、咳痰、肺部啰音、血常规、病原学结果等。

2. 监测药物不良反应　莫西沙星可导致失眠、静脉炎、胃肠道反应、光过敏、肌腱损害等。复方甲氧那明中的甲氧那明和氨茶碱又与多索茶碱联合具有增加心脏激动的作用，莫西沙星有导致心脏 Q-T 间期延长的作用，要严密监测心律，最好给予心电监护。

第三节 主要治疗药物

一、常用治疗方案

CAP常用治疗方案见表2-1。

表2-1 CAP常用初始经验性治疗方案

人　群	常见病原体	药物选择	备　注
门诊(推荐口服)			
无基础疾病青壮年	肺炎链球菌、肺炎支原体、流感嗜血杆菌、肺炎衣原体、流感病毒、腺病毒、卡他莫拉菌	① 氨基青霉素、青霉素类/酶抑制剂复合物；② 第一代、第二代头孢菌素；③ 多西环素/米诺环素；④ 呼吸喹诺酮类；⑤ 大环内酯类	① 根据临床特征鉴别细菌性肺炎、支原体/衣原体肺炎和病毒性肺炎；② 门诊轻症支原体、衣原体和病毒性肺炎多有自限性
有基础疾病或≥65岁	肺炎链球菌、流感嗜血杆菌、肺炎克雷伯菌等肠杆菌科菌、肺炎衣原体、流感病毒、呼吸道合胞病毒(RSV)、卡他莫拉菌	① 青霉素类/酶抑制剂复合物；② 第二代、第三代头孢菌素；③ 呼吸喹诺酮类；④ 青霉素类/酶抑制剂复合物、第二代头孢菌素、第三代头孢菌素联合多西环素/米诺环素或大环内酯类	年龄＞65岁、存在基础疾病(慢性心、肺、肝、肾疾病及糖尿病、免疫抑制)、酗酒、3个月内接受β-内酰胺类药物治疗是耐药肺炎链球菌感染的危险因素，不宜单用多西环素/米诺环素或大环内酯类

人 群	常见病原体	药物选择	备 注
住院非ICU（静脉或口服）			
无基础疾病青壮年	肺炎链球菌、流感嗜血杆菌、卡他莫拉菌、金黄色葡萄球菌、肺炎支原体、肺炎衣原体、流感病毒、腺病毒、其他呼吸道病毒	① 青霉素G、氨基青霉素、青霉素类/酶抑制剂复合物；② 第二代、第三代头孢菌素、头霉素类、氧头孢烯类；③ 上述药物联合多西环素/米诺环素或大环内酯类；④ 呼吸喹诺酮类；⑤ 大环内酯类	① 我国成人CAP致病菌中肺炎链球菌对静脉青霉素耐药率仅1.9%，中介率仅9%左右。青霉素中介肺炎链球菌感染的住院CAP患者仍可以通过提高静脉青霉素剂量达到疗效；② 疑似非典型病原体感染首选多西环素/米诺环素或呼吸喹诺酮，在支原体耐药率较低地区可选择大环内酯类
有基础疾病或≥65岁	肺炎链球菌、流感嗜血杆菌、肺炎克雷伯菌等肠杆菌科菌、流感病毒、RSV、卡他莫拉菌、厌氧菌、军团菌	① 青霉素类/酶抑制剂复合物；② 第三代头孢菌素或其酶抑制剂复合物、头霉素类、氧头孢烯类、厄他培南等碳青霉烯类；③ 上述药物单用或联合大环内酯类；④ 呼吸喹诺酮类	① 有基础病患者及老年人要考虑肠杆菌科菌感染的可能，并需要进一步评估产ESBL肠杆菌科菌感染的风险；② 老年人需关注吸入风险因素
住ICU（推荐静脉给药）			
无基础疾病青壮年	肺炎链球菌、金黄色葡萄球菌、流感病毒、腺病毒、军团菌	① 青霉素类/酶抑制剂复合物、第三代头孢菌素、头霉素类、氧头孢烯类、厄他培南联合大环内酯类；② 呼吸喹	① 肺炎链球菌感染最常见，其他要考虑的病原体包括金黄色葡萄球菌、军团菌属、流感病毒等；② 流感流行季

常见疾病临床药学监护案例分析——感染性疾病分册

人 群	常见病原体	药物选择	备 注
无基础疾病青壮年		诺酮类	节注意流感病毒感染,考虑联合神经氨酸酶抑制剂(如奥司他韦),并注意流感继发金黄色葡萄球菌感染,必要时联合治疗耐甲氧西林金黄色葡萄球菌(MRSA)肺炎的药物
有基础疾病或≥65岁	肺炎链球菌、军团菌、肺炎克雷伯菌等肠杆菌科菌、金黄色葡萄球菌、厌氧菌、流感病毒、RSV	① 青霉素类/酶抑制剂复合物、三代头孢菌素或其酶抑制剂的复合物、厄他培南等碳青霉烯类联合大环内酯类;② 青霉素类/酶抑制剂复合物、三代头孢菌素或其酶抑制剂复合物、厄他培南等碳青霉烯类联合呼吸喹诺酮类	① 评估产ESBL肠杆菌科细菌感染风险;② 关注吸入风险因素及相关病菌的药物覆盖
有铜绿假单胞菌感染危险因素,住院(推荐静脉给药)			
有结构性肺病患者	铜绿假单胞菌、肺炎链球菌、军团菌、肺炎克雷伯菌等肠杆菌科菌、金黄色葡萄球菌、厌氧菌、流感病毒、RSV	① 具有抗假单胞菌活性的β-内酰胺类;② 有抗假单胞菌活性的喹诺酮类;③ 具有抗假单胞菌活性的内酰胺类联合有抗假单胞菌活性的喹诺酮类或氨基糖苷类;④ 具有抗假单胞菌活性的β-内酰胺类、氨基糖苷类、喹诺酮类三药联合	危险因素:① 气道铜绿假单胞菌定植;② 因慢性气道疾病反复使用抗菌药物或糖皮质激素。重症患者或明确耐药患者推荐联合用药

二、主要治疗药物

CAP 的主要治疗药物见表 2-2。

表 2-2　CAP 主要治疗药物

分类	常用品种	特　　点	注意事项
青霉素类	青霉素 G	主要作用于革兰氏阳性菌	① 对青霉素类抗菌药物过敏者禁用。② 无论采用何种给药途径，用前必须详细询问药物过敏史及过敏性疾病史，并须先做青霉素皮肤试验。③ 可安全地应用于孕妇；少量本品可经乳汁排出，哺乳期用药应停止哺乳。④ 主要经肾脏排出，肾功能减退时宜适当减量应用
	苯唑西林	耐青霉素酶	
	阿莫西林、氨苄西林	对部分肠杆菌科细菌有抗菌活性	
	哌拉西林、美洛西林	对多数革兰氏阴性杆菌（包括铜绿假单胞菌）具抗菌活性	
头孢菌素类	第一代头孢菌素：头孢唑啉、头孢拉定	主要作用于需氧革兰氏阳性球菌，仅对少数革兰氏阴性杆菌有一定抗菌活性	① 禁用于对任何一种头孢菌素类抗菌药物有过敏史及有青霉素过敏性休克史的患者。② 用药前必须详细询问药物过敏史。③ 本类药物多数（除头孢曲松、头孢哌酮外）主要经肾脏排泄，中度以上肾功能不全患者应根据肾功能适当调整剂量。④ 氨基糖苷类和第一代头孢菌素注射剂合用可能加重前者的肾毒性。⑤ 头孢哌酮可导致低凝血酶原血症或出血，合用维生素 K 可预防出血；本药亦可引起双硫仑样反应，用药期间及治疗结束后 72 h 内应戒酒或避免摄入含乙醇饮料。⑥ 头孢吡肟具有中枢神经系统不良反应，有潜在致癫痫发作风险，肌酐清除率 < 60 mL/min 即需要减量
	第二代头孢菌素：头孢呋辛、头孢克洛	对革兰氏阳性球菌的活性与第一代相仿或略差，对部分革兰氏阴性杆菌亦具有抗菌活性	
	第三代头孢菌素：头孢曲松、头孢噻肟、头孢他啶、头孢哌酮、头孢克肟	对肠杆菌科细菌等革兰氏阴性杆菌具有强大抗菌作用，头孢他啶和头孢哌酮除肠杆菌科细菌外，对铜绿假单胞菌亦具较强抗菌活性	
	第四代头孢菌素：头孢吡肟	对肠杆菌科细菌的作用与第三代头孢菌素大致相仿，其中对阴沟肠杆菌、产气肠杆菌、柠檬酸菌属等部分菌株的作用优于第三代头孢菌素，对铜绿假单胞菌的作用与头孢他啶相仿，对革兰氏阳性球菌的作用较第三代头孢菌素略强	

常见疾病临床药学监护案例分析——感染性疾病分册

分类	常用品种	特　点	注意事项
头霉素类	头孢西丁、头孢美唑、头孢米诺	其抗菌谱和抗菌作用与第二代头孢菌素相仿，但对脆弱拟杆菌等厌氧菌抗菌作用较头孢菌素类强。头霉素类对大多数超广谱β-内酰胺酶（ESBL）稳定，但其治疗产ESBL的细菌所致感染的疗效未经证实	① 禁用于对头霉素类及头孢菌素类抗菌药物有过敏史者。② 有青霉素类过敏史患者确有应用指征时，必须充分权衡利弊后在严密观察下慎用。③ 有胃肠道疾病病史的患者，特别是结肠炎患者应慎用。④ 不推荐头孢西丁用于<3个月的婴儿。⑤ 使用头孢美唑、头孢米诺期间，应避免饮酒以免发生双硫仑样反应
β-内酰胺酶抑制剂复方制剂	阿莫西林克拉维酸钾、氨苄西林舒巴坦钠	对甲氧西林敏感葡萄球菌、粪肠球菌、流感嗜血杆菌、卡他莫拉菌、淋病奈瑟菌、脑膜炎奈瑟菌、大肠杆菌、沙门菌属等肠杆菌科细菌、脆弱拟杆菌、梭杆菌属等厌氧菌具良好抗菌作用。氨苄西林舒巴坦对不动杆菌属具有抗菌活性	① 阿莫西林克拉维酸、氨苄西林舒巴坦、氨苄西林他唑巴坦用前必须详询问药物过敏史并进行青霉素皮肤试验，对青霉素类药物过敏者或青霉素皮试阳性患者禁用。对以上复合制剂中任一成分过敏者亦禁用该复合制剂。② 有头孢菌素类或舒巴坦过敏史者禁用头孢哌酮舒巴坦。有青霉素类过敏史的患者确有应用头孢哌酮/舒巴坦的指征时，必须在严密观察下慎用，但有青霉素过敏性休克史的患者，不可选用头孢哌酮舒巴坦。③ 中度以上肾功能不全患者使用本类药物时应根据肾功能减退程度调整剂量
	头孢哌酮舒巴坦钠、哌拉西林钠他唑巴坦钠	对甲氧西林敏感葡萄球菌、流感嗜血杆菌、大肠杆菌、克雷伯菌属、肠杆菌属等肠杆菌科细菌、铜绿假单胞菌以及拟杆菌属等厌氧菌具有良好抗菌活性。头孢哌酮舒巴坦对不动杆菌属和嗜麦芽窄食单胞菌具有抗菌活性	
碳青霉烯类	亚胺培南、美罗培南	对各种革兰氏阳性球菌、革兰氏阴性杆菌（包括铜绿假单胞菌、不动杆菌属）和多数厌氧菌具强大抗菌活性，对多数β-内酰胺酶高度稳定，但对耐甲氧西林葡萄球菌和嗜麦芽窄食单胞菌等抗菌作用差	① 禁用于对本类药物及其配伍成分过敏的患者。② 不宜用于治疗轻症感染，更不可作为预防用药。③ 可致严重中枢神经系统反应，多发生在有癫痫等中枢神经系统疾病患者及肾功能减退患者未减量用药者。

分类	常用品种	特 点	注意事项
碳青霉烯类	厄他培南	厄他培南与其他碳青霉烯类抗菌药物有两个重要差异：血浆半衰期较长，可1天1次给药；对铜绿假单胞菌、不动杆菌属等非发酵菌抗菌作用差	④ 肾功能不全者及老年患者应用时应根据肾功能减退程度减量用药。⑤ 与丙戊酸或双丙戊酸联合应用，可能导致后两者血药浓度低于治疗浓度，增加癫痫发作风险
单环β-内酰胺类	氨曲南	对肠杆菌科细菌、铜绿假单胞菌等需氧革兰氏阴性菌具有良好抗菌活性，对需氧革兰氏阳性菌和厌氧菌无作用	肾毒性低、免疫原性弱及与青霉素类、头孢菌素类交叉过敏少
四环素类	多西环素、米诺环素	对葡萄球菌属、链球菌属、肠杆菌科（大肠杆菌、克雷伯菌属）、不动杆菌、嗜麦芽窄食单胞菌等具有抗菌活性，且对布鲁菌属具有良好抗菌活性。在CAP的治疗中主要用于针对肺炎支原体、衣原体	① 禁用于对四环素类过敏的患者。② 牙齿发育期患者（胚胎期至8岁）使用四环素类可产生牙齿着色及牙釉质发育不良，故妊娠期和8岁以下患者不可使用该类药物。③ 哺乳期患者应避免应用或用药期间暂停哺乳。④ 已有肾功能损害者应避免应用四环素，但多西环素及米诺环素仍可谨慎应用。⑤ 四环素类可致肝损害，肝功能减退患者避免应用
大环内酯类	阿奇霉素、克拉霉素、罗红霉素	对革兰氏阳性菌、厌氧菌、支原体及衣原体等具有抗菌活性。阿奇霉素、克拉霉素、罗红霉素对流感嗜血杆菌、肺炎支原体或肺炎衣原体等的抗微生物活性增强，口服生物利用度提高，给药剂量减小，不良反应亦较少，临床适应证有所扩大。在CAP的治疗中主要针对肺炎支原体、衣原体、军团菌	① 禁用于对红霉素及其他大环内酯类过敏的患者。② 引起Q-T间期延长，慎与强肝药酶抑制剂合用，以免引起心脏不良反应。③ 肝功能损害者如有指征应用时，需适当减量并定期复查肝功能。④ 肝病患者和妊娠期患者不宜应用红霉素酯化物。⑤ 妊娠期患者有明确指征用克拉霉素时，应充分权衡利弊，决定是否

分类	常用品种	特　　点	注意事项
大环内酯类	阿奇霉素、克拉霉素、罗红霉素		采用。哺乳期患者用药期间应暂停哺乳。⑥ 有神经肌肉接头阻滞作用，须缓慢静脉滴注
氟喹诺酮类	左氧氟沙星、莫西沙星	对肺炎链球菌、A组溶血性链球菌等革兰氏阳性球菌、衣原体属、支原体属、军团菌等细胞内病原或厌氧菌的作用强，被称为"呼吸喹诺酮类"。左氧氟沙星可用于针对铜绿假单胞菌，莫西沙星对该菌作用弱而不推荐	① 对喹诺酮类药物过敏的患者禁用。② 18岁以下未成年患者避免使用本类药物。③ 抗酸药和含钙、铝、镁等金属离子的药物可减少本类药物的吸收，应避免同时服用。④ 妊娠期及哺乳期患者避免应用本类药物。⑤ 偶可引起抽搐、癫痫、意识改变、视力损害等严重中枢神经系统不良反应，在肾功能减退或有中枢神经系统基础疾病的患者中易发生。⑥ 左氧氟沙星需根据肾功能调整剂量。⑦ 可能引起皮肤光敏反应、关节病变、肌腱炎、肌腱断裂（包括各种给药途径，有的病例可发生在停药后）等，并偶可引起心电图Q-T间期延长等
	环丙沙星	环丙沙星对革兰氏阴性菌（包括铜绿假单胞菌）作用强而对革兰氏阳性菌作用弱。一般用于针对铜绿假单胞菌治疗	

第四节 案例评述

一、临床药学监护要点

(一)治疗方案的选择

(1)根据流行病资料选择药物。

(2)选择肺部分布好的药物如β-内酰胺类、喹诺酮类、大环内酯类。

(3)详细询问过敏史。

(4)妊娠分级B级的药物:青霉素类、头孢菌素类、厄他培南、阿奇霉素。

(5)哺乳期较安全的药物:青霉素类、头孢菌素类。

(6)8岁以下禁用四环素类。

(7)18岁以下禁用喹诺酮类。

(二)剂量和给药途径的确定

(1)轻症患者首选口服。门急诊输液难以做到一日多次规范使用,故症状较轻患者推荐口服抗菌药物,特别是喹诺酮类等口服吸收率达到90%的药物。

(2)需要根据肾功能调整剂量的常用药物:大多数β-内酰胺类药物、左氧氟沙星。不需调整的药物:头孢曲松、头孢哌酮(注意复方中的舒巴坦需要调整)、莫西沙星、大环内酯类。

（3）肝功能不全时需慎用的药物：大环内酯类、四环素类、莫西沙星。

（4）可以1天1次给药的药物：氟喹诺酮类、阿奇霉素、头孢曲松、厄他培南。

（5）为避免不良反应需要缓慢滴注的药物：氟喹诺酮类、大环内酯类。

（6）短消除半衰期的时间依赖性药物延长输注时间可提高 $T > MIC$。

（三）药物不良反应的监护

（1）青霉素类、头孢菌素类的过敏反应。

（2）喹诺酮类、碳青霉烯类、头孢吡肟的中枢神经系统反应。

（3）喹诺酮类、大环内酯类的致心电图Q–T间期延长作用，特别是慢速性心律失常、低钾血症，同时使用抗心律失常药物的患者。

（4）喹诺酮类的肌腱损害。

（5）大环内酯类的神经肌肉接头阻滞作用。

（6）大环内酯类、喹诺酮类的胃肠道反应。

（7）喹诺酮类的光过敏反应。

（8）头孢哌酮对凝血功能的影响。

（9）大环内酯类、四环素类、莫西沙星的肝损害。

（10）喹诺酮类所致的静脉炎，一般不需停药，换静脉滴注或减慢滴速可改善。

二、常见用药错误归纳与要点

（一）初始经验性治疗选择的药物抗菌谱过度

（1）没有脆弱拟杆菌感染风险的情况下使用头霉素。

（2）没有产ESBL肠杆菌或铜绿假单胞菌感染风险的情况下使用哌拉西林钠他唑巴坦钠或哌拉西林钠舒巴坦钠。

（二）初始经验性治疗选择药物的联用过度

针对肺炎链球菌和肺炎支原体时，氟喹诺酮类与β-内酰胺类、大环内酯类联用。喹诺酮类药物可覆盖上述病原菌感染，不需联用其他药物。

（三）短消除半衰期的时间依赖性药物（大多数β-内酰胺类）用法错误

日剂量1次使用，特别是在门急诊的静脉滴注用药，不符合该类药物的药动学和药效学特性。

（四）过于频繁地调整品种

抗感染治疗一般在用药后72～96 h评估疗效，免疫力低下者可能治疗反应延迟，需要更长的时间来评估，过于频繁地调整会增加治疗费用，且由于调整为更为广谱的药物而增加继发高耐药菌或真菌感染的风险。

（五）头孢菌素使用前皮试

目前头孢菌素没有明确规范的皮试方法，皮试无预测价值，反而干扰药物选择和导致医务人员忽视对过敏反应的观察。

第五节　规范化药学监护路径

社区获得性肺炎的治疗须根据患者病理生理特点，个体化选择品种、剂量。即使规范用药，初始经验治疗也不一定有效，因此需要及时修改病原学诊断和调整药物，并且要与非感染因素相鉴别。建立药学监护路径(pharmaceutical care pathway)(表2-3)，可帮助临床药师及时观察。

表2-3　社区获得性肺炎药学监护路径

适用对象：第一诊断为社区获得性肺炎

住院号：_____　姓名：_____

性　别：_____　年龄：_____

CURB-65评分：

主要基础疾病：_____

日　期	主要用药调整	监护点	相关临床表现	备注
(第1天必填)	(初始抗感染方案)	疗效 药物不良反应	(疗效相关表现：症状、血常规、PCT等) (不良反应相关表现)	—
(第2天必填)	(剂量是否调整)	肝、肾功能	(肝、肾功能检查结果)	

日　期	主要用药调整	监护点	相关临床表现	备注
（第4天必填）	（方案是否调整）	疗效 药物不良反应	（疗效相关表现） （不良反应相关表现）	—
（如无调整，第8天必填）	（是否停药）	疗效	（疗效相关表现）	—
（如有用药调整，重复用药后第4天、第8天）	—	—	—	—
（其他用药，需要监护的选填）	—	—	—	—

监护药师：

时翠芹　周陶然

第三章

医院获得性肺炎

第一节 疾病基础知识

【病因和发病机制】

医院获得性肺炎（hospital acquired pneumonia，HAP）亦称医院内肺炎（nosocomial pneumonia，NP），是指患者入院时不存在、也不处于感染潜伏期，而于入院48 h后在医院（包括老年护理院、康复院）内发生的肺炎，包括在医院内感染而于出院48 h内发生的肺炎。

1. 病因　HAP病原学与CAP的病原谱差异很大，细菌是HAP最常见的病原体，约占90%，1/3为混合感染。不同发病时间、基础状况、病情严重程度，甚至不同地区、医院和部门，HAP病原谱均存在明显差异。我国HAP病原菌的构成包括铜绿假单胞菌、克雷伯氏菌属、大肠杆菌、肠杆菌属、不动杆菌、嗜麦芽窄食单胞菌、流感嗜血杆菌、金黄色葡萄球菌、肠球菌等。

2. 发病机制　细菌入侵下呼吸道并到达肺泡的主要途径是误吸，其他少见途径尚有吸入、血行播散和直接接种。按感染来源可分为外源性感染和内源性感染，前者以接触传播居多，后者又分为原发性和继发性两类。原发内源性感染时存在于口咽部和自胃肠道移行至口咽部的细菌随着口咽分泌物或气管插管等操作误吸入下呼吸道；继发内源性感染时定植于口咽部或胃肠道的细菌快速生长，进而误吸入下呼吸道所致。

进入下呼吸道细菌的数量和毒力同宿主免疫防御机制的相互作用是HAP发病的决定性环节。

【诊断要点】

1. 临床表现　同CAP。

2. 实验室检查及其他辅助检查　同CAP。但临床表现、实验室和影像学检查所见对HAP的诊断特异性甚低，尤其应注意排除肺不张、心力衰竭、肺水肿、基础疾病肺侵犯、药物性肺损伤、肺栓塞和急性呼吸窘迫综合征（acute respiratory distress syndrome, ARDS）等。粒细胞缺乏、严重脱水患者并发HAP时X线检查可以阴性，肺孢子虫病有10%～20%患者X线检查完全正常。

【治疗】

1. 治疗原则

（1）一般措施：强化医院感染控制措施和技术，重点是教育和培训，贯彻卫生指南，对高耐药感染患者进行隔离，开展医院感染重点监测。

（2）减少口咽部和胃肠道细菌定植与吸入。

（3）减少和避免外源性感染。

（4）评估危险因素及病情严重程度，据此合理使用抗菌药物，治疗休克和低氧血症等。

2. 治疗方法

（1）经验性抗菌治疗推荐：根据早发性（＜5 d发病）和晚发性（≥5 d发病）HAP病原菌谱，并参考病原菌多耐药危险因素和病情严重程度，合理选择抗菌药物治疗。

（2）临床实践中应注意的几点：① 药物选择除参考指南推荐外，更应注意结合当地耐药监测资料，选择敏感药物治疗。② 经验性治疗与靶向治疗统一，及时将经验性治疗向靶向治疗转换。③ 在安全范围内适当提高药物治疗剂量。④ 如果不是非发酵菌感染，且初治反应良好，则应将疗程从传统的2～3周缩短至1周，抗菌药物最初采用静脉给药，一旦病情改善且胃肠道能够耐受口服药物，则应改为口服给药。

第二节 经典案例

案例一

（一）案例回顾

【主诉】

结肠癌伴肝转移术后7月余,呼吸困难1周。

【现病史】

患者,男,67岁。患者入院7个月前因体检发现降结肠占位伴肝脏转移灶,全身麻醉下行腹腔镜结肠癌切除术、B超引导下肝转移灶射频消融术。术后复发,2周前行右肝多发肿瘤切除术。术后次日晨出现心率快、血压低、呼吸频率快,考虑腹腔活动性出血可能,给予积极补液、血管活性药维持血压,并急诊行剖腹探查止血后留ICU。期间发生凝血功能紊乱、内环境紊乱、肾衰竭、肺部感染等,进行肝肾心功能保护、呼吸支持、纠正凝血功能、抗感染、营养支持等治疗,1周后病情稳定,拔出气管导管。拔管2 d后出现呼吸窘迫、心率加快、氧饱和度下降,给予气管插管呼吸机支持通气,现行气管切开转入我院。病程中患者无明显咳嗽、咳痰,带入气管套管,大小便尚可。

【既往史】

否认基础慢性病史。否认药物、食物过敏史。随社会预防接种疫苗。

【社会史、家族史、过敏史】

无。

【体格检查】

气管居中,双侧锁骨上淋巴结未触及肿大。

【实验室检查及其他辅助检查】

1. 实验室检查

(1) 血常规:WBC 6.0×10^9/L,NEUT% 88.4%,RBC 2.21×10^{12}/L(↓),Hb 66 g/L(↓),CRP 128 mg/L(↑)。ESR 95 mm/h(↑)。PCT 1.67ng/mL(↑)。

(2) 外院痰培养:阴沟肠杆菌,亚胺培南敏感。

(3) 肝肾功能:ALB 26.2(↓),Cr 138 μmol/L(↑),其余正常。

(4) 血气分析:pH 7.48(↑),SB 27.4 mmol/L(↑),PO_2 60 mmHg(↓),其余正常。

2. 其他辅助检查 无。

【诊断】

(1) 医院获得性肺炎。

(2) 结肠癌肝转移术后。

(3) 电解质紊乱。

【用药记录】

1. 抗感染 替考拉宁 0.2 g+0.9%氯化钠注射液 100 mL iv.gtt q.d.(首剂加倍)(d1-13),注射用哌拉西林钠他唑巴坦钠 4.5 g+0.9%氯化钠注射液 100 mL iv.gtt q6(8)h.(d1-6),注射用头孢哌酮钠舒巴坦钠 3.0 g+0.9%氯化钠注射液 100 mL iv.gtt q8h.(d7-13,d15-18),头孢他啶2 g+0.9%氯化钠注射液 100 mL iv.gtt q12h.(d14),卡泊芬净 50 mg+0.9%氯化钠注射液 100 mL iv.gtt q.d.(首剂70 mg)(d4-13),米诺环素 100 mg p.o. b.i.d.(d7-8),异帕米星 400 mg+5%葡萄糖注射液 100 mL iv.gtt q.d.(2h)(d9-17),帕尼培南倍他米隆 1 g+5%葡萄糖注射液 100 mL iv.gtt b.i.d.(d17-18),利奈唑胺片 600 mg p.o. b.i.d.(d15-18)。

2. 抗炎 甲泼尼龙 40 mg+0.9%氯化钠注射液20 mL i.v.

b.i.d.（d1-18）。

3. 保肝　还原型谷胱甘肽 1.8 g+5%葡萄糖注射液 100 mL iv.gtt q.d.（d1-18）。

4. 抗凝　低分子量肝素 0.4 mL s.c. b.i.d.（d1-18）。

5. 增强免疫　胸腺法新 1.6 mg+0.9%氯化钠注射液 2 mL i.v. q.d.（d1-18）。

【药师记录】

入院第4天：患者使用咪达唑仑、丙泊酚镇静，SpO_2 95%，HR 100次/min，BP 135/90 mmHg。WBC $5.8×10^9$/L，NEUT% 87.1%（↑），RBC $2.63×10^{12}$/L，Hb 81 g/L（↓），CRP 41 mg/L（↑），ALB 26.2 g/L（↓）。急诊肝、肾功能：AST 61.00 U/L（↑），LDH 842.00 U/L（↑），ALT 56.0 U/L（↑），GGT 348.0 U/L，ALP 285.00 U/L；Cr 123.0 μmol/L；痰微生物学检查回报：真菌极少量；其余正常菌群。胸片：双肺炎症伴肺水肿可能，双侧胸腔积液。

治疗方案修改：注射用哌拉西林钠他唑巴坦钠 4.5 g "q6h." 改为 "q8h."。加用卡泊芬净 50 mg iv.gtt q.d.（首剂 70 mg）。

入院第7天：患者仍有发热，体温最高38.5℃，呼吸机辅助通气，模式SIMV，咪达唑仑镇静，人机协调，利尿后 24 h 尿量 2 000 mL左右。心电监护：P 98次/min，R 26次/min，BP 162/72 mmHg。SpO_2：97%，神志欠清，精神萎靡，气管套管在位，双肺呼吸音粗，可闻及痰鸣音，无哮鸣音，未闻及胸膜摩擦音。WBC $10.3×10^9$/L，NEUT% 71.4%，RBC $2.59×10^{12}$/L，Hb 74 g/L（↓）。CRP 13.6 mg/L（↑），真菌涂片+培养：阴性。真菌D-葡聚糖 144.4 pg/mL（↑）。停用哌拉西林钠他唑巴坦钠，给予替考拉宁 0.2 g iv.gtt q.d.（首剂加倍）+注射用头孢哌酮钠舒巴坦钠 3.0 g iv.gtt q8h.+米诺环素胶囊 100 mg p.o. b.i.d.抗感染。

入院第9天：患者仍有发热，热峰有所下降，查房时体温 37.8℃。痰培养提示铜绿假单胞菌（++++），阿米卡星敏感，头孢他啶中介，注射用哌拉西林钠他唑巴坦钠中介，其余耐药。根据药敏结果停用米诺环素胶囊,加用异帕米星 400 mg iv.gtt q.d.(2 h)。

入院第13天:患者无发热,持续呼吸机通气,SIMV模式,人机协调,无呛咳、抽搐,24 h尿量2 100 mL,生命体征平稳,连续3次痰培养未培养到真菌。停用注射用头孢哌酮钠舒巴坦钠、替考拉宁和卡泊芬净,换用头孢他啶,其余继续。

入院第15天:患者昨晚起又有发热,最高体温达38.5℃,持续呼吸机辅助通气,尿量可,气道套管内痰为白色,少量。心电监护:P 99次/min,R 24次/min,BP 155/82 mmHg,SpO$_2$ 96%。双肺呼吸音粗,可闻及痰鸣音,无哮鸣音,未闻及胸膜摩擦音。医师认为感染控制不理想,治疗上仍用异帕米星+注射用头孢哌酮钠舒巴坦钠+口服利奈唑胺,继续痰培养,观察病情变化。

入院第17天:入院第16天尿量1 900 mL,静脉入量1 747 mL,鼻饲1 670 mL。今晨解棕色水样便共约1 000 mL,心电监护示:BP 90/55 mmHg,HR 109次/min,SpO$_2$ 98%。血糖21.5 mmol/L。予查粪便常规、隐血,血常规、生化、凝血等,给予降糖治疗。血常规:WBC 5.7×10^9/L,NEUT% 87.3%,RBC 2.46×10^{12}/L,Hb 77 g/L,CRP 3.4 mg/L,ALB 17 g/L(↓),Cr 222 μmol/L(↑)。血气:PCO$_2$ 42.00 mmHg,pH 7.39,PO$_2$ 57.00 mmHg(↓)。痰培养+药敏:肺炎克雷伯菌(++++),磷霉素敏感,其余均耐药。停用异帕米星,加用帕尼培南倍他米隆1 g iv.gtt b.i.d.。

入院第18天:患者在呼吸机辅助通气、心电监护中,多巴胺泵维持血压,告知患者及家属相关病情及风险,患者家属表示充分理解并要求自动出院。

(二)案例分析

【抗感染治疗】

根据2016 CHINET中国细菌耐药性监测报告(主要是住院患者标本)呼吸道检出菌,前5位为鲍曼不动杆菌、肺炎克雷伯菌、铜绿假单胞菌、金黄色葡萄球菌、流感嗜血杆菌。其中流感嗜血杆菌为常见的社区获得性肺炎病原菌,目前尚无多耐药菌株报道,故医院获得性肺炎经验性治疗主要考虑前4者。入院首选哌拉西林钠他唑巴坦钠,可覆盖假单胞菌、甲氧西林敏感金黄色葡萄球菌(MSSA)、非泛耐药肺炎克雷伯菌,同时使用替考拉宁覆盖MRSA。治疗6 d效果不佳,除了根据微生物检查结果加用卡泊芬净抗真菌外,将哌拉西林钠他唑巴坦钠换为头孢哌酮钠舒巴坦钠+米诺环素,旨在经验性覆盖泛耐药鲍曼不动杆菌。舒巴坦对鲍曼不动杆菌有直接的抗菌作用,不动杆菌属对头孢哌酮钠舒巴坦钠和米诺环素的敏感性相仿,仅次于替加环素,两者联用是相对经济的方案。后续根据药敏调整药物。

临床药师观点:① 在外院已有药敏结果提示阴沟肠杆菌对亚胺培南敏感,故入院时初始治疗抗阴性菌选用亚胺培南较哌拉西林钠他唑巴坦钠更适宜。② 替考拉宁为长半衰期(70～100 h)药物,其用法为负荷量+维持量,达稳态要3～5 d,剂量设计上为避免积蓄过量,给得比较小,故起效较慢,且同等效价下其对肾功能的影响并不小于万古霉素,万古霉素半衰期相对较短,便于调整剂量,故风险相对小,更加适宜。如要规避肾损害,选用利奈唑胺。③ 多耐药或泛耐药细菌的疗程一般为14～21 d,过早停药可致使病情反复。中途检出一次铜绿假单胞菌,根据药敏试验结果将头孢哌酮钠舒巴坦钠改为头孢他啶,后病情反复,可能为治疗不彻底;因后一次痰培养示碳青霉烯耐药的肺炎克雷伯菌,故也可能为新发HAP。先前的治疗已经覆盖铜绿假单胞菌,故中途检出铜绿假单胞菌考虑污染可能。对于ICU环境中的感染患者,在非无菌部位采集的标本(如痰、脓液)的检查结果都要结合患者先前的治疗史和其他临床表现鉴别是真正的致病菌,还是定植或污染。④ 对于泛耐药肺炎克雷伯菌,在患者基础状况已经比较差的情况下,尽早试用以替加环素为核心的治疗方案,如替加环素+碳青霉烯类+氨基糖苷类。

(三)药学监护要点

1. 监测感染相关表现　精神状态、食欲、咳嗽、咳痰、肺部啰音、血常规、PCT、病原学结果等。

2. 监测药物不良反应　使用替考拉宁须监测肾功能。使用头孢哌酮钠舒巴坦钠须监测血凝常规。使用利奈唑胺须监测血常规。

案例二

（一）案例回顾

【主诉】

腹泻6月余,贫血4月余。

【现病史】

患者,男,66岁,于入院前6月余无明显诱因下出现腹泻,每天4～5次,大便成柏油样,无排便疼痛,无腹痛、腹胀,无反酸、嗳气,无恶心、呕吐,无头痛、头晕等不适。按"功能性胃肠病"予以对症治疗,症状有所缓解,但仍时有反复。入院前4月,血常规提示"贫血",诊断为"缺铁性贫血",予以补铁等对症治疗,但症状及血色素水平无明显改善。肠镜检查提示结肠息肉、脾曲增殖灶（0.8 cm×0.8 cm）,内痔。病理提示：结肠脾曲绒毛状管状腺瘤伴高级上皮内瘤变,灶区癌变。收治入院。入院后行腹腔镜下结肠癌根治术（结肠次全切除术）。手术顺利,术后诊断：同时多原发性结肠癌。术后对患者进行手术部位引流、胃肠减压、控制感染、补充营养,日渐好转。术后第42天凌晨2:00～5:00呕吐2次,呕吐物为胃内容物。6:00出现气急,呼吸困难,伴有意识障碍,呼之不能应答。HR 120～130次/min,R 30～40次/min,BP 120/70 mmHg,SpO$_2$ 80%～90%,听诊两肺散在啰音,正常呼吸音无法闻及。即刻开放静脉,吸痰,吸出口腔及气道内胃内容物,气管插管建立人工气道后给予高流量氧气吸入,转入外科重症监护治疗病房（surgery intensive care unit, SICU）治疗。

【既往史】

2000年因脑出血行手术治疗（具体不详）,目前左侧肢体活动稍受限。

【社会史、家族史、过敏史】

无。

【体格检查】

患者入室时气管插管,呼吸机辅助通气;神志不清,呼之不应,监测示:HR 50次/min,BP测不出,R 36次/min,SpO$_2$测不出。体格检查:瞳孔散大4 mm,对光反射(−),压眶反射(−),皮肤巩膜无明显黄染,心脏听诊无殊,呼吸急促,双肺听诊痰鸣音,腹软,未及肌卫,肠鸣音未及。入室后立即予以深静脉穿刺,建立中心血管通道。

【实验室检查及其他辅助检查】

1. 实验室检查

(1) 插管前血气分析:pH 7.12(↓),PCO$_2$ 3.55 kPa(↓),PO$_2$ 17.2 kPa(↑),$c_{HCO_3^-}$ 8.50 mmol/L(↓),TCO$_2$ 9.30 mmol/L,BE −19.3 mmol/L。

插管后血气分析:PO$_2$ 52.50 kPa(↑),PCO$_2$ 3.06 kPa(↓),Ca^{2+} 1.07 mmol/L(↓),K$^+$ 4.60 mmol/L,Na$^+$ 156.0 mmol/L,HL 12.60 mmol/L(↑),c_{tHb} 8.80 g/L,SpO$_2$ 100.00%,$c_{HCO_3^-}$ 11.40 mmol/L,BE(B)−13.3 mmol/L,pH 7.32(↓)。

(2) 肝功能:PAB 30.0 mg/L,ALT 90 U/L(↑),AST 52 U/L,ALP 307 U/L(↑),GGT 133.0 U/L(↑),TBIL 31.6 μmol/L(↑),DBIL 24.6 μmol/L(↑),ALB 29.9 g/L(↓)。

(3) 肾功能:BUN 33.31 mmol/L(↑),Cr 421 μmol/L(↑)。

(4) 血常规:WBC 7.10×10^9/L,NEUT% 75.3 %,Hb 94 g/L(↓),PLT 355.00×10^9/L。

2. 其他辅助检查 胸片:纵隔增宽,两肺纹理增多,右肺炎症可能。

【诊断】

(1) 结肠癌,结肠次全切除术+结肠造瘘术后。

(2) HAP,Ⅱ型呼吸衰竭。

【用药记录】

抗感染 美罗培南 0.5 g q12h.(d1-5),美罗培南 1 g q12h.(d6-14),注射用头孢哌酮钠舒巴坦钠 3 g iv.gtt q8h.(d15-20),利奈唑胺 0.6 g p.o. q.d.(d1-20),氟康唑 0.2 g iv.gtt q.d.(d4-20),氟胞嘧啶 1 g p.o. t.i.d.(d7-20)。

出院带药 氟康唑 0.2 g iv.gtt q.d.。

【药师记录】

入院第1天:患者血象及感染指标均急剧上升,肾功能进一步恶化,APACHE Ⅱ 评分为45分。患者病情较重,给予美罗培南 0.5 g q12h.和利奈唑胺 0.6 g p.o. q.d.。

入院第3天:患者体温基本平稳,血象也进行性下降。

入院第4天:体温突然升高,且血象略有反弹,不排除导管相关性感染,故及时更换深静脉导管。患者尿培养结果为大肠杆菌(ESBL+),对美罗培南敏感,真菌抗原水平偏高,有真菌感染可能,故加用氟康唑 0.2 g iv.gtt q.d.。

入院第6天:患者神志好转,血象白细胞降至正常、NEUT%偏高,提示抗感染有效。肝功能:ALT 50 U/L,AST 52 U/L,GGT 70.0 U/L(↑)。肾功能:BUN 13.11 mmol/L(↑),Cr 208 μmol/L(↑)。痰培养提示为大肠杆菌(ESBL+),鲍曼不动杆菌(泛耐药),前者对碳青霉烯类敏感,后者考虑为定植菌,暂不强行干预。随着感染的控制,患者肾功能进行性好转,根据肌酐清除率及时调整美罗培南剂量至 1 g q12h.以保证治疗效果。

入院第7天:生命体征平稳,体温正常,然而血象较前略有上升,痰培养光滑念珠菌与白念珠菌,胸片也提示右肺感染较重,加用氟胞嘧啶 1 g p.o. t.i.d. 联合氟康唑加强抗真菌治疗。

入院第11天:患者体温平稳,血象有所反复,PCT显著下降至接近正常,肾功能继续好转,脱机后自主呼吸。

入院第14天:患者血象WBC正常上限,NEUT%偏高。肾功能:BUN 6.5 mmol/L,Cr 143 μmol/L(↑)。胸片提示肺部炎症明显好转,感染控制可,痰培养已无大肠杆菌,只有泛耐药的鲍曼,美罗培南已使用2周,予以停用,换用注射用头孢哌酮钠舒巴坦钠3 g iv.gtt q8h.。

入院第18天:血培养(-),胸片提示右肺炎症较前有吸收。

入院第20天:患者病情平稳,感染基本控制,调整抗菌药物使用避免疗程过长诱发耐药菌、二重感染及不良反应。结合近期培养结果,无革兰氏阳性菌(G+)菌感染依据,停用利奈唑胺。出院,带药:氟康唑口服序贯治疗。

(二)案例分析

【抗感染治疗】

患者原发病治疗有效,呕吐后出现呼吸道症状,并有影像学表现,医院获得性肺炎明确。因发病前有呕吐史,故病原菌主要考虑肠杆菌科和厌氧菌,肠球菌作为次要目标。初始经验治疗使用美罗培南针对肠杆菌可和厌氧菌,利奈唑胺针对肠球菌。后因症状反复,患者有真菌感染的宿主因素(手术、住院、使用广谱抗菌药物)、有症状、有微生物学证据,可临床诊断真菌性肺炎,根据药敏试验结果给予抗真菌治疗。光滑念珠菌对氟康唑不敏感,伏立康唑和伊曲康唑的注射剂因含有环糊精辅料而不适宜肾功能不全者,另外出于患者经济状况,选择相对于口服伏立康唑、静脉卡泊芬净便宜的氟胞嘧啶+氟康唑。舒巴坦对鲍曼不动杆菌有直接的杀灭作用,故检出鲍曼不动杆菌后美罗培南改为头孢哌酮钠舒巴坦钠。

临床药师观点:① 患者入ICU时估测肌酐清除率 < 10 mL/min,根据《热病:桑福德抗微生物治疗指南》(《热病》)44版,美罗培南的用量应0.5 g q.d.。利奈唑胺无须对肾功能不全的患者调整剂量,仍应给予0.6 g b.i.d.。② 根据患者肾功能,氟康唑200 mg/d的维持剂量可,但缺少负荷剂量,而延缓达到有效血药浓度时间。按照因首剂加倍。③ 利奈唑胺和氟胞嘧啶都有骨髓抑制的风险,故临床要注意监测。

（三）药学监护要点

1. 监测感染相关表现　精神状态、食欲、咳嗽、咳痰、肺部啰音、血常规、PCT、病原学结果、肺部影像等。

2. 监测药物不良反应　利奈唑胺和氟胞嘧啶联用须密切监测血常规。使用美罗培南须注意中枢神经系统症状如失眠、烦躁、谵妄甚至癫痫。使用头孢哌酮钠舒巴坦钠须监测血凝常规。使用氟康唑须监测肝功能，患者ICU时有肝功能异常，故须更加谨慎。

案例三

（一）案例回顾

【主诉】

发热伴咳嗽咳痰7 d。

【现病史】

患者，男，79岁，于入院7 d前在外院住院期间开始出现高热，当时T 39.9℃，伴有咳嗽、咳痰，痰以白黏痰为主，无明显胸闷、气促、呼吸困难、发绀、心悸、咯血、痰血等不适。血常规：WBC 9.7×10^9/L（↑），NEUT% 86%（↑），CRP 3.3 mg/L，Cr 185 μmol/L（↑），BNP 3 594 pg/mL（↑），PCT 7.42 ng/mL（↑）。胸片：右肺野炎症，主动脉硬化，心脏增大。考虑为肺部感染，给予亚胺培南西司他丁钠、甲硝唑抗感染，二羟丙茶碱、氨溴索等对症治疗，治疗4 d后患者体温较前稍下降，但仍时有发热，体温维持于37.3～38.5℃，转入ICU，入院时胸部CT：两肺炎症，伴右上、两下肺实变，两侧少量胸腔积液，右膈抬高，心影大，冠脉壁钙化。

【既往史】

既往无冠心病病史，外院住院期间诊断为"冠心病，心功能3级"，予以阿司匹林治疗。高血压30余年，最高血压180/100 mmHg，平时服用硝苯地平控释片治疗，血压控制可。长期大便不畅，外院诊断为"不完全性肠梗阻"，予以液状石蜡口服治疗。糖尿病病史20余年，最高血糖40 mmol/L，目前胰岛素治疗中（具体不详),因糖尿病致肾功能不全、视网膜病变,后致双眼失明。10年前曾因急性脑梗住院治疗(具体不详)。9年前开始逐渐肌张力增高、静止性震颤,外院诊断:帕金森病,现以多巴丝肼片治疗。

【社会史、家族史、过敏史】

否认家族性遗传及传染病史。否认药物及食物过敏史。

【体格检查】

神志清楚,精神萎靡,言语清晰。双目失明无活动,双侧瞳孔固定,对光反射消失,双侧额纹对称,双侧鼻唇沟对称,示齿不配合。腭垂居中,颈软,凯尔尼格征、布鲁津斯基征阴性。全肺呼吸音粗,可及散在湿啰音,HR 85次/min,律齐,腹软,无压痛,无反跳痛,肠鸣音正常,双侧肌张力增高,四肢肌力检查不配合。双侧Babinski征阳性,双侧布鲁津斯基(Brudzinski)征阴性,双侧霍夫曼(Hoffmann)征阴性,双侧凯尔尼格(Kernig)征阴性。

【实验室检查及其他辅助检查】

1. 实验室检查　无。

2. 其他辅助检查　无。

【诊断】

(1) 医院获得性肺炎。

(2) 冠心病,心律失常(房性期前收缩)。

(3) 帕金森病。

(4) 2型糖尿病,糖尿病肾病,糖尿病视网膜病变,双目失明。

(5) 高血压(3级,极高危)。

(6) 脑梗死后。

【用药记录】

1. 抗感染　注射用哌拉西林钠他唑巴坦钠 4.5 g iv.gtt q8h.(d1–7),利奈唑胺片 0.6 g p.o. b.i.d.(d1–7),左氧氟沙星注射液 0.5 g iv.gtt q.d.(d5–25),甲硝唑氯化钠注射液 100 mL iv.gtt b.i.d.(d5–8),头孢哌酮钠舒巴坦钠注射液 3 g iv.gtt q12h.(d9–25),卡泊芬净注射液 50 mg iv.gtt q.d.(d9–25),替卡西林钠克拉维酸钾注射液 3.2 g iv.gtt

q8h.(d18–25)，多西环素注射液 0.1 g iv.gtt b.i.d.(d18–25)。

2. 增强免疫　胸腺五肽注射液 10 mg s.c. q.d.(d1–25)，脾多肽注射液 4 mL iv.gtt q.d.(d1–25)，薄芝糖肽注射液 4 mL iv.gtt q.d.(d1–17)。

3. 改善微循环　注射用前列地尔 20 μg iv.gtt q.d.(d1–7)。

4. 营养心肌　磷酸肌酸钠注射液 2 g iv.gtt q.d.(d1–17)。

5. 化痰　注射用氨溴索 30 mg i.v. b.i.d.(d1–25)。

6. 营养支持　肠内营养混悬液(TPF–FOS)500 mL 鼻饲 q.d.(80 mL/h)(d1–3)。

7. 补充肠道有益菌　酪酸梭菌活菌片 40 mg 鼻饲 t.i.d.(d5–8)。

8. 止泻　蒙脱石散剂 1 袋 p.o. t.i.d.(d5–8)。

9. 护胃　兰索拉唑注射液 30 mg iv.gtt q.d.(d6–8)，硫糖铝混悬液 1 g p.o. t.i.d.(d6–8)。

【药师记录】

入院第 2 天：患者体温正常，全肺呼吸音粗，可及散在湿啰音，血象和 CRP 有升高，PCT 有所降低。血常规：CRP 117 mg/L(↑)，WBC 11.60×10^9/L(↑)，NEUT% 86.9%(↑)，Hb 105 g/L(↓)。胸部 CT 示两肺炎症，伴右上、两下肺实变，两侧少量胸腔积液，影像学较之前有进展，肺部感染未见好转，并出现肺炎旁积液，肺炎进展，提示外院给予亚胺培南西司他丁钠和甲硝唑的抗感染方案未起效。

入院第 4 天：患者神清，发热，咳嗽，痰不易咳出，肺部听诊仍有异常，血象，CRP 和 PCT 较之前均有所下降，痰涂片未见真菌，肝功能未见异常，Cr 207 μmol/L，尿培养未见真菌、细菌。痰培养回报：嗜麦芽窄食单胞菌，药敏试验全敏感。肺部抗感染方案已用 3 d，目前虽然感染指标较前好转，但患者体征较前恶化，提示感染仍未得到有效控制，据此加用左氧氟沙星。

入院第 5 天：患者发热，T 37.9℃，咳嗽，痰不易咳出，入院第 4 天有腹泻，为黄色稀便，肺部听诊仍异常，血常规、CRP、PCT 未见明显变化。痰培养回报为白念珠菌,全敏感,继续行G实验、痰培养。肠内营养换为米汤,给予蒙脱石散、甲硝唑口服治疗。

入院第6天:患者发热,T 38.5℃(腋下),有咳嗽,有痰不易咳出,可吸引出带血脓性黏痰,入院第5天仍有腹泻,较前次数减少,共腹泻4次,为黄色稀便,共600 g,入院第5天呕吐1次,为咖啡色样液体,共50 g,入院第5天24 h尿量为1 310 mL。血糖维持于6.8～9.3 mmol/L。给予兰索拉唑、硫糖铝混悬液对症处理。

入院第8天:患者肺部感染临床表现和指标有所好转,血常规:CRP 120 mg/L($\uparrow$),WBC 14.90×10^9/L($\uparrow$),NEUT% 90.1%($\uparrow$)。继续原方案治疗。

入院第9天:今晨T 38.4℃,血象和CRP略有降低,而PCT急剧上升,咳嗽和肺部情况未见好转,今日痰培养再次回报:白念珠菌和铜绿假单胞菌,痰涂片回报仍找到菌丝样白念珠菌。予头孢哌酮钠舒巴坦钠+左氧氟沙星+卡泊芬净治疗。血培养有一管回报为耐甲氧西林的头状葡萄球菌,暂考虑为污染菌。

入院第12天:患者仍有低热,热峰下降,咳嗽,需人工吸痰,血象、PCT较前好转,痰培养提示肺炎克雷伯菌(泛耐药)、嗜麦芽窄食单胞菌(对左氧氟沙星敏感),维持目前头孢哌酮钠舒巴坦钠+左氧氟沙星+卡泊芬净抗感染治疗。今日患者出现血小板低下(89×10^9/L),加用维生素K_1。

入院第14天:患者目前仍有低热,血象、CRP和PCT均大幅下降。患者血钾偏低,予口服补钾对症;5 d未解便,予比沙可啶通便治疗。

入院第16天:患者今晨T 37.4℃(腋下),咳嗽,有痰不易咳出,入院第15天气道内吸出中等量砖红色痰液,入院第15天24 h尿量为1 600 mL。解黄色软便两次。肺部听诊仍可及湿啰音。血象、CRP和PCT均近正常,痰培养示泛耐药肺炎克雷伯菌。

入院第18天:患者无发热,仍有咳嗽、脓痰。给予替卡西林钠克拉维酸钾+多西环素抗感染治疗。

入院第21天：患者体温又有升高，肺部听诊有散在湿啰音，血象和CRP正常，G试验13.13 pg/mL。血小板计数升至近正常范围。

入院第23天：患者早晨体温36.7℃，咳嗽，有痰不易咳出，入院第22天24 h尿量为1 200 mL。肺部可及少量湿啰音，血象和PCT基本正常，CRP略高，继续原抗感染方案治疗。

入院第25天：患者早晨无发热，有咳嗽，有痰不易咳出，昨24 h尿量为1 450 mL。无腹泻。体格检查：神志清楚，精神可，言语清晰。全肺呼吸音粗，可及散在湿啰音，HR 72次/min，律齐，腹软，无压痛，无反跳痛，肠鸣音正常，双侧肌张力增高，四肢肌力检查不配合。转入普通病房进一步治疗。

（二）案例分析

【抗感染治疗】

患者在住院1个月左右发病，属于晚发型HAP，考虑多耐药细菌（如产ESBL肠杆菌、铜绿假单胞菌等）感染，初始治疗选亚胺培南西司他丁钠。患者在外院住院期间曾有不完全性肠梗阻，肠道源性的感染也不能排除，即肠道定植细菌进入血流然后迁移到肺部导致感染，所以还考虑一些厌氧菌（拟杆菌）、肠球菌，在外院加用了甲硝唑，其实亚胺培南对拟杆菌亦有效，故不需要加用。外院亚胺培南+甲硝唑的方案未覆盖肠球菌，后病情有所进展，所以入我院时加用了利奈唑胺，因患者肾功能不全而未选万古霉素。外院时患者已近出院时发病，当时静脉置管等MRSA易感因素早已去除，所以入院时尚不考虑MRSA感染，虽然用了利奈唑胺，主要是针对肠球菌。哌拉西林钠他唑巴坦钠抗菌谱与亚胺培南相似。后根据嗜麦芽窄食单胞菌的药敏试验结果给予左氧氟沙星。患者住院期间出现腹泻，因前期使用广谱抗菌药物，所以要考虑艰难梭菌腹泻（假膜性肠炎），给予甲硝唑口服。全身症状有所好转的情况下，呼吸道症状好转不理想，反复痰培养检出白念珠菌，故考虑致病菌可能性大，给予卡泊芬净。患者疗效不理想，在痰培养检出泛耐药肺炎克雷伯菌的情况下根据药敏试验结果加用替卡西林钠克拉维酸钾+多西环素。

临床药师观点：① 肺炎的感染途径一般可有两条，除了常见的呼吸道途径，血源途径不能忽视。该患者入院时有血源途径引起肺炎的可能性。② 哌拉西林钠他唑巴坦钠与亚胺培南的抗菌谱相似，故入院初不需要将亚胺培南换为哌拉西林钠他唑巴坦钠。③ 哌拉西林他钠唑巴坦钠与头孢哌酮钠舒巴坦钠的作用也相似，头孢哌酮钠舒巴坦钠对鲍曼不动杆菌的作用强一些，而该患者并无这方面证据，检出的是泛耐药肺炎克雷伯菌，故从抗菌谱讲换用意义不大。此外，将头孢哌酮钠舒巴坦钠用于肾功能不全患者是有问题的，因为头孢哌酮经胆道、肾脏双通道排泄，而舒巴坦主要经肾排泄，肾功能不全时舒巴坦剂量受限，同时头孢哌酮也受限，但头孢哌酮排泄未减少，可造成头孢哌酮血药浓度不足。安全性方面，头孢哌酮对凝血功能有影响，不如哌拉西林安全。④ 治疗白念珠菌的首选抗菌药应该是氟康唑，但氟康唑原形经肾脏排泄，该患者肾功能不全，故首选卡泊芬净。⑤ 对于泛耐药肺炎克雷伯菌，原则上是选用多黏菌素或替加环素为核心的方案，但多黏菌素现中国无货，替加环素昂贵。⑥ 根据患者的肾功能，左氧氟沙星剂量过大，首剂 0.5 g 后应减半。

【其他】

目前前列地尔常用的是脂微球制剂，增加了靶向性，所以该剂型的用量是 5 ～ 10 μg/d，在没有脂微球制剂以前，剂量常会用到 20 ～ 40 μg/d，故可能医师对新剂型不了解而用药过量。

临床药师观点：药师要注意新型制剂用量与传统剂型用量有所不同。

（三）药学监护要点

1. 监测感染相关表现　精神状态、食欲、大便情况、咳嗽、咳痰、肺部啰音、血常规、PCT、病原学结果、肺部影像等。

2. 监测药物不良反应　利奈唑胺有骨髓抑制的不良反应，注意监测血常规。使用头孢哌酮钠舒巴坦钠须监测血凝常规。哌拉西林他钠唑巴坦钠、左氧氟沙星、舒巴坦从肾脏排泄,故要严密观察肾功能,并根据肾功能及时调整用量。

案例四

(一)案例回顾

【主诉】

上腹部不适1年余,发热9 d。

【现病史】

患者,男,73岁。患者于1年多前开始出现反复上腹部不适,其间呕吐咖啡色液体1次,总量约250 mL,胃纳较差,收入消化科,胃镜病理:慢性活动性萎缩性胃炎伴肠化及腺体轻度异型增生。颈椎MRI检查示:$C_{3\sim4}$、$C_{4\sim5}$、$C_{5\sim6}$椎间盘突出伴相应水平椎管狭窄。转入普外科行剖腹探查+胃大部切除术。手术顺利,麻醉苏醒后出现双下肢肌力、知觉减退,考虑颈椎病引起。行颈前路减压自体髂骨植骨融合内固定术。手术顺利,术后呼吸机辅助通气,对症、支持治疗,肌力始终未恢复。期间反复院内感染,痰培养常见多耐药铜绿假单胞菌,尿培养常见粪肠球菌、白念珠菌,经1~2周抗感染能好转。4月前出现右下肢压疮,破溃,始终未愈合。9 d前再次发热,T 38.4℃,经验性给予头孢哌酮钠舒巴坦钠3 g q8h.治疗,3 d后仍发热,加用替考拉宁0.4 g q.d.,1周后仍有发热,昨日体温最高38.4℃。收入ICU。

【既往史】

4年前因右肾结石在医院行体外碎石。颈椎病史,无用药。

【社会史、家族史、过敏史】

否认家族遗传病史和食药过敏史。

【体格检查】

T 36.8℃。神清,气管切开呼吸机支持,SpO_2 100%。HR 75次/min,BP 99/55 mmHg。双肺呼吸音粗,未闻及干湿啰音,腹软,无压痛或反跳痛,右下肢压疮破溃。

【实验室检查及其他辅助检查】

1. 实验室检查

(1)血常规:WBC 11.4×10^9/L(↑),Hb 83 g/L(↓),PLT 373×10^9/L(↑),NEUT% 83%(↑)。PCT 0.41 ng/mL(↑)。生化:ALB 30 g/L(↓),ALT 77 U/L(↑),AST 41 U/L(↑),GGT 90 U/L(↑),TBIL 5 μmol/L,BUN 8.2 mmol/L,Cr 53 μmol/L。PCT 0.146 ng/mL(↑)。血培养(-)。痰培养:铜绿假单胞菌,哌拉西林钠他唑巴坦钠、头孢他啶、环丙沙星耐药,亚胺培南、美罗培南、阿米卡星、庆大霉素、妥布霉素敏感。中段尿培养:热带念珠菌。

(2)尿常规:WBC 523/μL(↑),RBC 200/μL(↑),U-Pro(+)。

2. 其他辅助检查 无。

【诊断】

(1)胃溃疡术后。

(2)颈椎病伴椎管狭窄,颈前路自体髂骨植骨融合内固定术后,全瘫。

【用药记录】

1. 抗感染 注射用替考拉宁 0.4 g+0.9% 氯化钠注射液100 mL静脉滴注iv.gtt q.d.(d1-4),注射用头孢哌酮钠舒巴坦钠+0.9% 氯化钠注射液100 mL iv.gtt q.d.(d1-4),硫酸阿米卡星注射液 0.4 g+0.9%氯化钠注射液250 mL iv.gtt b.i.d.(d1-4),注射用盐酸万古霉素 1 g+0.9%氯化钠注射液250 mL q12h. iv.gtt(d4-10),注射用亚胺培南西司他丁钠 1 g+0.9%氯化钠注射液250 mL q8h. iv.gtt(d4-10)。

2. 控制血糖 格列齐特片 80 mg管饲b.i.d.(d1-10),二甲双胍片 500 mg管饲t.i.d.(d1-10)。

3. 营养支持 肠内营养混悬液(TP-MCT)1 500 mL管饲q.d.(d1-10)。

【药师记录】

入院第1天：继续给予替考拉宁，并加用阿米卡星与头孢哌酮钠舒巴坦钠联合抗铜绿假单胞菌。

入院第3天：神清，气管切开呼吸机支持，现患者HR 96次/min，BP 129/46 mmHg，早晨T 40℃，SpO_2 100%。血气：pH 7.51（↑），PCO_2 22 mmHg（↓），PO_2 163 mmHg（↑），BE −4.4 mmol/L（↓）。

入院第4天：入院第3天体温最高39.3℃。提示效果不佳，替考拉宁改为万古霉素，头孢哌酮钠舒巴坦钠+阿米卡星改为亚胺培南西司他丁钠。

入院第8天：T 36.4℃。体温高峰下降，提示抗感染有效。

入院第10天：体温正常5 d。血常规：WBC $10.6×10^9$/L（↑），Hb 79 g/L（↓），PLT $372×10^9$/L（↑），NEUT% 80%（↑），电解质正常。提示感染已得到控制。

（二）案例分析

【抗感染治疗】

《热病》44版建议铜绿假单胞菌感染肺炎用抗假单胞菌β−内酰胺类+氨基糖苷类/环丙沙星，故在头孢哌酮钠舒巴坦钠单用9 d效果不佳的情况下加用阿米卡星。在替考拉宁治疗10 d，头孢哌酮钠舒巴坦钠治疗2周效果不佳的情况下，考虑细菌对两者耐药，改为万古霉素、亚胺培南。

临床药师观点：① 替考拉宁足量且达稳态的情况下应信任其效果。根据2016年《CHINET中国细菌耐药性监测报告》，葡萄球菌（包括MRSA、MRCNS）对替考拉宁的耐药率为0，肠球菌对其耐药率在1.5%以下，故耐药菌的可能性很小，在治疗10 d无效的情况下可以基本排除 G^+ 菌感染。即使是考虑耐药肠球菌，换为同类的万古霉素不如换为作用机制不同的利奈唑胺。② 头孢哌酮钠舒巴坦钠与亚胺培南对铜绿假单胞菌的作用相似，加用阿米卡星后作用更强，而前者联用方案疗效不佳而改为单用亚胺培南后显效，难以用药物的抗菌谱解释。考虑可能与营养、护理等其他治疗有关,感染的治疗措施中,痰液引流最重要,药物起辅助作用。

（三）药学监护要点

1. 监测感染相关表现　精神状态、食欲、咳嗽、咳痰、肺部啰音、血常规、PCT、病原学结果、肺部影像等。

2. 监测药物不良反应　阿米卡星和替考拉宁都有肾毒性,要监测肾功能、尿常规变化。使用头孢哌酮钠舒巴坦钠须监测血凝常规。使用亚胺培南注意中枢神经系统变化如烦躁、失眠、谵妄等。

案例五

（一）案例回顾

【主诉】

确诊急性髓性白血病(M4)3个月,发热1 d。

【现病史】

患者,男,57岁。患者于3个月前晚餐后无明显诱因出现双膝关节酸痛,有低热、盗汗,体温在37.6℃左右,昼夜无明显差异,有双下肢少许瘀斑未予重视,逐渐出现双肩关节、腰背部酸痛,伴有胸闷、气急。2个月前入我院后确诊:急性髓系白血病(M4)。2个月前开始予以IA方案化疗(伊达比星＋阿糖胞苷),化疗2个疗程。第1个疗程化疗过程中患者出现发热,考虑粒缺继发感染,予以广谱抗菌药物抗感染治疗后痊愈。2次复查骨髓均完全缓解。本次入院后予FA方案(氟达拉滨＋阿糖胞苷)1个疗程,白血病缓解不佳,再予IA方案化疗1个疗程,化疗第2天起出现发热,最高体温38.2℃。

【既往史】

否认肝炎、结核、疟疾、血吸虫病史,否认高血压、心脏病史,有糖尿病史1月余,规则使用阿卡波糖50 mg随餐口服t.i.d.、人胰岛素30R皮下注射早22 U、晚16 U。

【社会史、家族史、过敏史】

已婚已育。否认食物药物过敏史。

【体格检查】

神志清楚，精神状态一般，BP 109/54 mmHg，R 18次/min。口唇无发绀，颈软无抵抗，颈动脉搏动未见异常。轻微胸闷气促。双肺呼吸音清晰，双侧肺未闻及干、湿啰音。心浊音界未见异常，HR 80次/min，律齐，P2不亢，各瓣膜听诊区未闻及病理性杂音。后背部疼痛，腹部柔软，无压痛、反跳痛，肝脏肋下未触及，脾脏肋下未触及，Murphy征阴性，肠鸣音未见异常，4次/min。双下肢无水肿。四肢肌力、肌张力未见异常，双侧Babinski征阴性。

【实验室检查及其他辅助检查】

暂缺。

【诊断】

（1）医院获得性肺炎。

（2）急性髓性白血病（M4）。

（3）2型糖尿病。

【用药记录】

1. 抗感染　注射用美罗培南 1 g+0.9%氯化钠注射液100 mL iv.gtt q.d.（d1~14），利奈唑胺葡萄糖注射液0.6 g iv.gtt q12h.（d2~20），注射用伏立康唑 0.2 g+0.9%氯化钠注射液250 mL q12h.（d7~19），注射用哌拉西林钠他唑巴坦钠 4.5 g+0.9%氯化钠注射液100 mL iv.gtt q8h.（d14~17），复方磺胺甲噁唑片 0.96 g p.o. b.i.d.（d14~17），替加环素 50 mg+0.9%氯化钠注射液250 mL（首剂100 mg，d17~20），阿米卡星注射液 600 mg+0.9%氯化钠注射液250 mL iv.gtt q.d.（d17~20）。

2. 利尿　呋塞米注射液 20 mg iv（d1）。

3. 降糖　人胰岛素30R注射液 22 U，16 U s.c.早晚餐前（d4~6），阿卡波糖片 50 mg p.o. t.i.d.（d4~6），人胰岛素30R注射液24 U，18 U s.c.早晚餐前（d6~7），26 U，20 U s.c.早晚餐前（d7~9），28 U，22 U s.c.早晚餐前（d9~14）。

4. 升白　人粒细胞集落刺激因子注射液 450 μg s.c.（d7~9，

12–13，15–17），150 µg s.c.（d10），300 µg s.c.（d11），600 µg s.c.（d14）。

5. 支持 人纤维蛋白原 2.5 g iv.gtt(d1)，人血白蛋白 10 g iv.gtt q.d.(d3–6，12–14)，低分子量肝素注射液 2 500 IU s.c. q.d.(d1–4)，丙种球蛋白 2.5 g iv.gtt q.i.d.(d8–10)。

6. 止咳 强力枇杷露 20 mL p.o. t.i.d.(d8–12)。

7. 保持口腔卫生 复方氯己定含漱液适量漱口 t.i.d.(d8–20)，康复新液 适量漱口 t.i.d.(d8–20)。

8. 抑酸 注射用奥美拉唑 40 mg i.v.(d8、d14–20)。

【药师记录】

入院第2天：仍有发热。血凝常规：D-dimer 19.14 mg/L（↑），FIB 1.12 g/L（↓），FDP 33.2 µg/mL（↑），INR 1.39（↑），PT 16.1s（↑）。血气：$c_{HCO_3^-}$ 32 mmol/L（↑），TCO_2 33.4 mmol/L（↑），pH 7.46（↑），SB 30.6 mmol/L（↑），BE 8.2 mmol/L（↑）。肝、肾功能正常，Cr 62 µmol/L。予美罗培南＋利奈唑胺广谱抗感染治疗，并补充凝血因子和纤维蛋白原，加强对症支持治疗。

入院第3天：血凝常规，APTT 36.7s（↑），D-dimer 28.03 mg/L（↑），FIB 1.43 g/L（↓），FDP 50.1 µg/mL（↑），INR 1.28（↑），PT 14.8 s（↑）。体温高峰下降，继续原方案治疗。

入院第5天：GLU 10.10 mmol/L（↑）。肝肾功能：ALB 31.9 g/L（↓），ALP 136 U/L（↑），LDH 1 744（↑）。血常规：Hb 57 g/L，WBC 11.36×10^9/L，NEUT 0.2×10^9/L，PLT 10×10^9/L，CRP 52.16 mg/L。血凝常规：APTT 36.3s（↑），D-dimer 33.49 mg/L（↑），FDP 65.1 µg/mL（↑）。骨穿：原始细胞79.5%，幼稚细胞4%。继续利奈唑胺＋美罗培南治疗。

入院第8天：血常规：Hb 64 g/L，WBC 0.32×10^9/L，NEUT 0×10^9/L，PLT 6×10^9/L，幼稚细胞15%，CRP 115.51 mg/L。血凝常规：D-dimer 3.91 mg/L（↑），FDP 13.8 µg/mL（↑）。T 37.1℃，胸闷好转，进入化疗后骨髓抑制期，继续广谱抗感染治疗。加用伏立

康唑抗真菌治疗。

入院第11天: 血常规, Hb 59 g/L, WBC 0.25×10⁹/L, NEUT 0×10⁹/L, PLT 18×10⁹/L, 幼稚细胞 10%, CRP 43.82 mg/L。血凝常规: D-dimer 2.37 mg/L (↑), FDP 8.3 μg/mL (↑)。血培养阴性。痰培养: G⁻杆菌。痰培养: 鲍曼不动杆菌 (++++), 敏感: 阿米卡星、环丙沙星、庆大霉素、左氧氟沙星、米诺环素。嗜麦芽窄食单胞菌 (++++), 敏感: 复方磺胺、替加环素、妥布霉素。患者一般情况尚可, 无发热, 考虑抗感染治疗有效, 继续原有方案治疗, 至粒细胞缺期结束方可停药。

入院第14天: 仍发热。血常规: 肝肾功能: ALB 37 g/L (↓), LDH 444 (↑), DBIL 4.9 μmol/L (↑), TBIL 2.35 μmol/L (↑)。血常规: Hb 73 g/L (↓), PLT 3×10⁹/L (↓), WBC 0.1×10⁹/L (↓), NEUT 0.0×10⁹/L (↓)。T 38.3℃, 咳嗽、咳痰。停用美罗培南, 换用哌拉西林钠他唑巴坦钠、复方磺胺甲噁唑片。

入院第17天: 痰培养: 耐碳青霉烯类鲍曼不动杆菌 (CRAB) (++++), 敏感: 阿米卡星、庆大霉素、左氧氟沙星、米诺环素。嗜麦芽窄食单胞菌 (++++), 敏感: 复方磺胺、替加环素、妥布霉素。G试验阴性。血生化: Cr 123 μmol/L (↑), DBIL 3.9 μmol/L (↑), TP 58.3 g/L (↓)。电解质: K⁺ 3.29 mmol/L (↓)。血糖: HblAc% 19.34% (↑), GLU 8.98 mmol/L (↑)。血常规: CRP 205.06 mg/L (↑), Hb 40 g/L (↓), NEUT 0.0×10⁹/L (↓), PLT 0×10⁹/L (↓), WBC 0.1×10⁹/L (↓)。血气分析: c_{HCO_3} 17.3 mmol/L (↓), TCO₂ 18.2 mmol/L (↓), PCO₂ 30.0 mmHg (↓), SB 19.6 mmol/L (↓), BE 8.0 mmol/L (↓)。T 40.1℃, 一般情况差, 精神不佳, 有咳嗽、咳痰、发热, 胃纳差, 睡眠一般, 小便较少。体格检查见颜面部水肿, 肺部可闻及少许湿啰音, 其余体格检查同前。停用复方磺胺甲噁唑片和哌拉西林钠他唑巴坦钠, 改用替加环素+阿米卡星+利奈唑胺+伏立康唑抗感染。患者感染控制仍不佳, 伴发心力衰竭, 予告病危, 加强止血治疗。

入院第20天：患者一般情况很差，突发氧饱和度降低，血压测不出，急予肾上腺素、尼可刹米静脉注射，胸外按压等抢救措施，但患者血压及指末氧仍测不出，心率消失，心电图呈一直线，宣告患者死亡。

（二）案例分析

【抗感染治疗】

患者为粒细胞缺乏患者，发热早期即应给予广覆盖治疗，抗菌谱覆盖多耐药肠杆菌、假单胞菌、MRSA等，使用美罗培南＋利奈唑胺。治疗7 d效果不佳时经验性加用伏立康唑真菌治疗。第1次同时培养出鲍曼不动杆菌、嗜麦芽窄食单胞菌时考虑鲍曼不动杆菌可能为定植或污染，而因嗜麦芽窄食单胞菌对碳青霉烯类天然耐药而被美罗培南筛选出来作为致病菌，故将其换为哌拉西林钠他唑巴坦钠＋复方磺胺甲噁唑。后临床效果不佳且第2次培养提示鲍曼不动杆菌时调整为针对性治疗，给予替加环素＋阿米卡星。

临床药师观点：① 粒细胞缺乏患者并发HAP的死亡率很高，故需要初始治疗广覆盖。② 利奈唑胺、复方磺胺甲噁唑都有骨髓抑制的作用，对患者白细胞的回升有影响。患者肾功能正常，利奈唑胺可换为万古霉素。③ 伏立康唑为强效的肝药酶抑制剂，可影响其他药物代谢，给药时需要注意。

（三）药学监护要点

1. 监测感染相关表现　精神状态、食欲、咳嗽、咳痰、肺部啰音、血常规、PCT、病原学结果、肺部影像等。

2. 监测药物不良反应　利奈唑胺和复方磺胺甲噁唑的骨髓抑制作用，结合原发病监测血常规。伏立康唑的肝毒性。由于伏立康唑对药物代谢的影响，注意奥美拉唑胃肠道反应及高剂量下的可逆性视觉损伤。复方磺胺甲噁唑的肝、肾毒性。替加环素的胃肠道反应。阿米卡星的肾毒性。

第三节　主要治疗药物

一、常用治疗方案

耐药菌肺炎的常用治疗方案见表3-1。

表3-1　耐药菌肺炎的治疗方案

病原体	药物选择	备注
耐甲氧西林葡萄球菌（MRSA、MRCNS）	万古霉素；替考拉宁；利奈唑胺；替加环素；利福平	① 替加环素主要治疗目标为泛耐药G-杆菌，不作为针对性治疗的首选，在治疗主要目标的同时可兼顾葡萄球菌，可不必联合万古霉素等；② 利福平的主要治疗目标为结核杆菌，一般只在一些难治病例中与万古霉素等联合治疗，如中枢神经系统感染
泛耐药肠杆菌科	2药联合：替加环素/多黏菌素+氨基糖苷类/碳青霉烯类/磷霉素；替加环素+多黏菌素；磷霉素+氨基糖苷类；头孢他啶/头孢吡肟+阿莫西林克拉维酸钾；氨曲南+氨基糖苷类 3药联合：替加环素+多黏菌素+碳青霉烯类	

病原体	药　物　选　择	备　　注
泛耐药鲍曼不动杆菌	2药联用： 舒巴坦/含舒巴坦复方制剂+替加环素/多西环素/碳青霉烯类；替加环素/多黏菌素+碳青霉烯类；替加环素+多黏菌素 3药联用： 头孢哌酮钠舒巴坦钠+替加环素/多西环素+碳青霉烯类；亚胺培南+利福平+多黏菌素/妥布霉素	
泛耐药铜绿假单胞菌	2药联用： 多黏菌素+抗铜绿假单胞菌 β-内酰胺类/环丙沙星/磷霉素/利福平；抗铜绿假单胞菌 β-内酰胺类/氨基糖苷类/环丙沙星/磷霉素；环丙沙星+氨基糖苷类；头孢他啶/氨曲南+哌拉西林钠他唑巴坦钠；头孢他啶+头孢哌酮钠舒巴坦钠；氨曲南+头孢他啶 3药联用： 多黏菌素+抗铜绿 β-内酰胺类+环丙沙星/磷霉素；多黏菌素静脉滴注+碳青霉烯类+多黏菌素雾化吸入；氨曲南+头孢他啶+阿米卡星	
泛耐药嗜麦芽窄食单胞菌	2药联用： 复方磺胺甲噁唑+替卡西林克拉维酸/头孢哌酮钠舒巴坦钠/氟喹诺酮类/米诺环素/头孢他啶；氟喹诺酮类+替卡西林克拉维酸钾/头孢哌酮钠舒巴坦钠/头孢他啶；多黏菌素+替卡西林克拉维酸钾/复方磺胺甲噁唑	

二、主要治疗药物

耐药菌肺炎的主要治疗药物见表3-2。

表3-2 耐药菌肺炎的主要治疗药物

分类	常用品种	特 点	注意事项
糖肽类	万古霉素	抗G^+菌作用强,一般作为首选,有耳肾毒性,口服不吸收	监测肾功能,根据肾功能调整剂量
	替考拉宁	抗G^+菌作用与万古霉素相似,消除半衰期长,血药浓度平稳,有耳肾毒性,口服不吸收	
噁唑烷酮类	利奈唑胺	对G^+菌均具有良好抗菌作用。对卡他莫拉菌、流感嗜血杆菌、淋病奈瑟菌、艰难梭菌均具有抗菌作用。对支原体属、衣原体属、结核分枝杆菌、鸟分枝杆菌、巴斯德菌属和脑膜炎败血黄杆菌亦有一定抑制作用。组织渗透性好,无耳肾毒性,但可引起白细胞、血小板减少,有单胺氧化酶抑制作用	① 抑菌剂,一般不作为首选;② 监测血常规;③ 可能导致乳酸性酸中毒;④ 疗程不宜超过2 d,超过28 d者发生周围神经和视神经病变及其他不良反应的可能性增加
甘氨酰环素类	替加环素	对大多数G^+菌、G^-菌均有作用,对假单胞菌无作用	① 抑菌剂,一般需联用;② 其为四环素母环结构的衍生物,与四环素类有交叉过敏和类似的不良反应,如胃肠道反应、肝损害、牙齿损害等
多黏菌素类	多黏菌素E、多黏菌素B	对G^+杆菌包括铜绿假单胞菌的作用强,但对沙雷菌属、变形杆菌属、伯克霍尔德菌属、奈瑟菌属及脆弱拟杆菌无作用。肾毒性较明显	① 监测肾功能;② 可用于呼吸道吸入给药

分类	常用品种	特　点	注意事项
氨基糖苷类	阿米卡星、妥布霉素、庆大霉素	对肠杆菌科细菌和铜绿假单胞菌等革兰氏阴性杆菌具强大抗菌活性，对葡萄球菌属亦有良好作用。有耳、肾毒性	监测肾功能，根据肾功能调整剂量
磷霉素类	磷霉素	抗菌谱广，对葡萄球菌属、链球菌属、肠球菌属、肠杆菌科细菌、铜绿假单胞菌等具有抗菌活性。不良反应少	① 抗菌力较弱，需要与其他药物联用；② 目前大多数制剂为钠盐，磷霉素钠盐每克含0.32 g钠，含钠量较高，有心力衰竭风险的患者注意滴速

第四节 案例评述

一、临床药学监护要点

（一）治疗方案的选择

（1）根据2016年《CHINET中国细菌耐药性监测报告》（主要是住院患者标本）呼吸道检出菌，前5位为鲍曼不动杆菌、肺炎克雷伯菌、铜绿假单胞菌、金黄色葡萄球菌、流感嗜血杆菌。

（2）注意HAP的感染途径，不同感染途径连接着不同的感染源，以及相应的不同的病原菌。可分为呼吸道途径和血流途径，血流途径的病原菌可来源于全身各处的感染菌或定植菌。

（3）万古霉素对G^+菌的作用比利奈唑胺强，但利奈唑胺的肺部分布较万古霉素好，故在HAP的治疗中两者地位相当，都可作为首选。

（4）对于多耐药、泛耐药的G^-杆菌，需要联合用药。

（5）有粒细胞缺乏的患者，初始治疗应广覆盖。

（二）剂量和给药途径的确定

（1）万古霉素、替考拉宁、氨基糖苷类有耳、肾毒性，需要严格按照肌酐清除率调整剂量。

（2）多黏菌素、氨基糖苷类可呼吸道雾化给药。

（3）替加环素的说明书推荐剂量为首剂 50 mg q12h.，首剂

100 mg。有研究表明,对于泛耐药肠杆菌,可用至100 mg q12h。

(4)头孢哌酮钠舒巴坦钠的说明书规定舒巴坦1日最高4 g,而有研究表明,治疗泛耐药鲍曼不动杆菌时,舒巴坦需要用至1日6 g,且不增加不良反应。

(5)HAP的疗程通常为14~21 d,同时取决于临床改善、影像学和实验室指标。如有真菌感染,则需要疗程更长。

(三)药物不良反应的监护

(1)糖肽类、氨基糖苷类:耳、肾毒性。

(2)利奈唑胺:白细胞、血小板减少,血压升高。

(3)替加环素:胃肠道反应、肝毒性。

(4)多黏菌素:肾毒性。

(5)磷霉素:静脉滴注其钠盐可增加心力衰竭风险,注意滴速。

二、常见用药错误归纳与要点

(一)非粒细胞缺乏患者经验性治疗过度

不经病原菌诊断分析而常规初始给予万古霉素+碳青霉烯+抗真菌药。会增加不良反应的风险及远期的细菌耐药性。

(二)粒细胞缺乏患者初始经验性治疗过于保守

粒缺患者发生HAP后病情可迅速进展,短期内死亡率很高,没有时间按照普通患者的方法渐进性给药并观察疗效,所以初始治疗即宜覆盖MRSA、多耐药G⁻杆菌(包括假单胞菌)、真菌。

(三)类似药物的互换

(1)无泛耐药鲍曼不动杆菌或肠杆菌时,哌拉西林钠他唑巴坦钠、头孢哌酮钠舒巴坦钠、碳青霉烯类互换。三者对产ESBL肠杆菌、铜绿假单胞菌作用相当。

(2)万古霉素、替考拉宁互换。万古霉素的起效时间一般比替考拉宁快,有一定优势,而这主要是因为药动学原因,如果替考拉宁已经达稳态血药浓度而仍未显效,则换为万古霉素无意义。

(四)肾功能不全时给予头孢哌酮舒巴坦

虽然头孢哌酮胆道、肾脏双通道排泄,但舒巴坦主要经肾排泄,肾功能不全时舒巴坦排泄受影响大,而头孢哌酮受影响小,导致两者体内过程不同步,头孢哌酮血药浓度过低。

第五节 规范化药学监护路径

HAP 的治疗须根据患者病理生理特点,个体化选择品种、剂量。即使规范用药,初始经验治疗也可能无效,因此需要及时修改病原学诊断和调整药物,并且要与非感染因素相鉴别。建立药学监护路径(表3-3),可帮助临床药师及时观察。

表3-3 HAP 药学监护路径

适用对象: 诊断为HAP

住院号: _____ 姓名: _____

性 别: _____ 年龄: _____

发病前是否有其他部位感染: _____

主要基础疾病: _____

日 期	主要用药调整	监护点	相关临床表现	备注
(第1天必填)	(初始抗感染方案)	疗效 药物不良反应	(疗效相关表现: 症状、血常规、PCT等) (不良反应相关表现)	—
(第2天必填)	(剂量是否调整)	肝、肾功能	(肝、肾功能检查结果)	—
(第4天必填)	(方案是否调整)	疗效 药物不良反应	(疗效相关表现) (不良反应相关表现)	—

日　　期	主要用药调整	监护点	相关临床表现	备注
（第8天必填）	（方案是否调整）	疗效 药物不良反应	（疗效相关表现） （不良反应相关表现）	—
（第12天必填）	（方案是否调整）	疗效 药物不良反应	（疗效相关表现） （不良反应相关表现）	—
（如无调整，第15天必填）	（是否停药）	疗效	（疗效相关表现）	—
（如有用药调整，重复用药后第4、8、12、15天）	—	—	—	—
（其他用药，需要监护的选填）	—	—	—	—

监护药师：

时翠芹　朱玲琦

第四章

侵袭性真菌感染

第一节 疾病基础知识

【病因和发病机制】

侵袭性真菌感染（invasive infections with fungi, IFI）系指真菌侵入人体组织、血液，并在其中生长繁殖引致组织损害、器官功能障碍、炎症反应的病理改变及病理生理过程。

1. 病因　IFI 的病原体可分为两类：真性致病菌与条件致病菌。真性致病菌有组织孢浆菌、球孢子菌、类球孢子菌、孢子丝菌等。条件致病性菌有念珠菌、隐球菌、曲霉等，毒力低，正常人不感染，免疫功能低下时发病。

2. 发病机制

（1）致病性念珠菌：念珠菌是最常见的一类条件致病菌，广泛存在于自然界中，大多无致病性。作为人体的正常菌群，只有在机体防御机制受损时才会致病。其毒力由多种因素决定，包括念珠菌与组织的黏附性、念珠菌酵母相-菌丝相的双相性等。

（2）致病性曲霉菌：曲霉为条件致病菌，曲霉菌孢子 2～5 μm，易在空气中悬浮。吸入孢子后可引起曲霉病，肺和鼻窦最易受累，依据宿主的免疫状态可产生多种不同的临床类型。对免疫功能正常的个体，曲霉菌可成为过敏原或引起肺或鼻窦的局限性感染；对免疫功能严重受损者，曲霉菌可在肺或鼻窦处大量生长，然后播散至身体其他器官。

（3）致病性隐球菌：健康人对该菌有免疫力。该菌最常侵犯中枢神经系统，也可引起严重的肺部病变，其主要感染途径为呼吸道。隐球菌病好发于获得性免疫缺陷综合征（acquired immunodeficiency sydrome, AIDS）、糖尿病、晚期肿瘤、系统性红斑狼疮、器官移植等患者。

（4）双相真菌：双相真菌是指在人体和37℃条件下产生酵母相，而在27℃条件下产生菌丝相的一类真菌，为原发性病原真菌。主要包括申克孢子丝菌、马尔尼菲青霉、荚膜组织胞浆菌、粗球孢子菌、副球孢子菌、皮炎芽生菌。除孢子丝菌病多为皮肤外伤后感染外，其他真菌主要由呼吸道感染，但绝大多数感染者无症状，为自限性疾病，少数患者可发展为严重的系统性损害。

（5）致病性接合菌：接合菌纲包括毛霉目与虫霉目，大多数患者因吸入空气中的毛霉孢子而感染，其次是食入或外伤致病，肺与鼻窦最常受累。

（6）肺孢子虫：肺孢子虫主要引起肺部感染，称为肺孢子虫病（pneumocystis carinii pneumonitis, PCP），主要见于AIDS与免疫功能受损者。关于肺孢子虫的分类迄今仍有争议。近年来分子生物学研究显示，其与真菌有60%的相似性，而与原虫只有20%的相似性，故支持归为真菌。

【诊断要点】

1. 临床表现

（1）呼吸系统：近期有呼吸道感染症状或体征加重；呼吸道分泌物检查提示新的肺部浸润影。

（2）腹腔：有弥漫性/局灶性腹膜炎的症状或体征，有或无全身感染表现；腹腔引流管、腹膜透析管或腹腔穿刺液标本生化或常规检查异常。

（3）泌尿系统：具有尿路刺激症状；下腹触痛或肾区叩击痛等体征，可有或无全身感染表现；尿生化检查及尿沉渣细胞数异常；留置尿管超过7 d的，除症状体征外，发现尿液中有漂浮物或沉淀。

（4）中枢神经系统：具有中枢神经系统局灶性症状或体征

(如精神异常、癫痫、偏瘫、脑膜刺激征等);脑脊液检查显示生化或细胞数异常。

(5)血源性:当出现眼底异常、心脏超声提示瓣膜赘生物、皮下结节等表现而血培养阴性时,临床能除外其他的感染部位,亦要高度怀疑存在血源性真菌感染。

(6)侵袭性真菌感染的临床表现一般与细菌感染无明显的差别,诊断主要靠影像、微生物、病理检查确诊。其诊断标准分3个级别:确诊、临床诊断、拟诊。一般由危险(宿主)因素、临床特征、微生物学检查、组织病理学4部分组成。组织病理学仍是诊断的金标准。

2. 实验室检查及其他辅助检查

(1)血液、胸腔积液、腹水等无菌体液隐球菌抗原阳性。

(2)血液、胸腔积液、腹水等直接镜检或细胞学检查发现隐球菌外的其他真菌(镜检发现隐球菌可确诊)。

(3)未留置尿管的,连续2份尿培养酵母菌阳性或尿检见念珠菌管型。

(4)直接导尿术获得的尿样培养呈酵母菌阳性(尿念珠菌 > 10 CFU/mL)。

(5)更换尿管前后的2份尿样培养呈酵母菌阳性(尿念珠菌 > 10 CFU/mL)。

(6)直接镜检/细胞学检查发现气道分泌物[包括经口、气管插管、支气管肺泡灌洗、保护性标本刷(PSB)等手段获取的标本]菌丝/孢子或真菌培养阳性。

(7)直接镜检/细胞学检查发现经胸、腹、盆腔引流管/腹膜透析管等留取的引流液菌丝/孢子或真菌培养阳性。

(8)直接镜检/细胞学检查发现经脑室引流管留取的标本菌丝/孢子或培养阳性。

(9)血液标本半乳甘露聚糖抗原(GM)或 $\beta-1,3-D$ 葡聚糖(G试验)检测连续2次阳性。

【治疗】

1. *治疗原则*

（1）根据感染部位、病原菌种类选择。

（2）疗程需要较长，一般为6～12周或更长。

（3）严重感染的治疗宜联合用药。

（4）治疗条件致病菌感染，抗真菌的同时，治疗原发病。

（5）深部真菌感染形成感染灶（脓肿、结节、心瓣膜生物），根据病情需外科手术治疗。

2. *治疗方法*

（1）经验性治疗：针对拟诊为IFI的患者，在未获得病原学结果之前，可考虑进行经验性治疗。药物的选择应综合考虑可能的感染部位、病原真菌，以及患者预防用药的种类及药物的广谱、有效、安全性和效价比等因素。关于经验性治疗的研究目前主要集中在持续发热的中性粒细胞减少症患者。

（2）抢先治疗：也称为诊断驱动治疗，针对临床诊断为IFI的患者。对有高危因素的患者开展连续监测，包括每周2次胸部摄片、CT检查、真菌培养及真菌抗原检测等。如发现阳性结果，立即开始抗真菌治疗，即抢先治疗。抢先治疗有赖于临床医师的警觉性及实验室诊断技术的进步。抢先治疗的药物选择应依据检测到的真菌种类而定。治疗应足量、足疗程，以免复发。

（3）目标治疗：针对确诊为IFI的患者。以获得致病菌的药敏结果为依据，采用有针对性的治疗，也可适当依据经验治疗的疗效结合药敏结果来调整用药。

第二节　经典案例

案例一

（一）案例回顾

【主诉】

反复发热11 d，咳嗽、气促8 d。

【现病史】

患者，男，65岁。患者11 d前淋雨出现发热，当时测体温为39.0℃，伴出汗，至卫生院输液治疗（具体不详）后未见热退，患者仍发热，体温最高达40.2℃。4 d前患者于外院住院治疗，胸部CT：双肺感染，左下肺为甚，左侧胸腔积液。血常规：WBC 12.11×10^9/L（↑），NEUT% 79.1%（↑），PLT 69×10^9/L（↓）。PCT 28.76 ng/mL（↑），CRP 123.46 mg/L（↑）。血生化：ALT 352 U/L（↑），AST 945 U/L（↑），Cr 86 μmol/L，多次查血气分析pH为7.44～7.53，PO$_2$为53～87 mmHg，PCO$_2$为21～32 mmHg，诊断为"脓毒血症、重症肺炎、Ⅰ型呼吸衰竭、多器官功能损害"，给予哌拉西林钠他唑巴坦钠3.75 g q12h.、莫西沙星0.4 g q.d.抗感染治疗，利巴韦林、奥司他韦抗病毒治疗，无创呼吸机辅助通气，止咳、平喘、祛痰等对症治疗后患者体温仍为38～39℃，复查血常规：WBC 12.23×10^9/L（↑），NEUT% 95%（↑），PCT 16.29 ng/mL（↑），症状未见缓解。遂于2014年4月23日就诊于我院急诊，T 39.0℃，肺部听诊双肺呼吸音粗，左肺可闻及干啰音及少量湿啰音，急查血常规：WBC 13.64×10^9/L（↑），NEUT% 91.3%（↑），

PCT 8.10 ng/mL（↑），给予亚胺培南西司他丁钠 1.0 g q8h. 抗感染、更昔洛韦 0.25 g q12h. 抗病毒、甲泼尼龙 40 mg q.d. 等对症治疗后患者今晨体温 36.6℃。起病以来，精神差，睡眠差，食欲差，大便 2～3 d/次，小便正常，体重较前下降（具体不详）。

【既往史】

4年前因"呕血"于当地医院行胃镜检查示十二指肠溃疡，曾输血治疗，具体不详。类风湿关节炎病史 15 年，近 2 年来口服甲氨蝶呤 15 mg 每周 1 次（qw），羟氯喹 0.2 g b.i.d.，病情稳定。

【社会史、家族史、过敏史】

无吸烟饮酒史，否认疫区、疫水接触史，否认特殊化学品及放射线接触史，否认过敏史。

【体格检查】

T 36.1℃，P 92 次/min，R 23 次/min，BP 103/65 mmHg。胸廓无畸形，左右对称。双侧呼吸运动度一致，双侧语颤一致，双肺叩诊呈清音。双肺呼吸音粗，左下肺可闻及干啰音及少量湿啰音。

【诊断】

（1）社区获得性肺炎，重症。

（2）感染性多器官功能障碍综合征（MODS）。

【用药记录】

1. 抗感染　注射用亚胺培南西司他丁钠 1.0 g+0.9% 氯化钠注射液 250 mL q8h. iv.gtt（d1-12），莫西沙星注射液 0.40 g iv.gtt q.d.（d1-7），注射用万古霉素 1.0 g+0.9% 氯化钠注射液 250 mL iv.gtt q12h.（d2-5），注射用卡泊芬净 70.00 mg+0.9% 氯化钠注射液 100 mL iv.gtt q.d.（d2），注射用卡泊芬净 50.00 mg+0.9% 氯化钠注射液 100 mL iv.gtt q.d.（d3-11），莫西沙星片 0.4 g p.o. q.d.（d7-15），氟康唑胶囊 150 mg p.o. q.d.（d11-15）。

2. 平喘　多索茶碱注射液 0.30 g+0.9% 氯化钠注射液 100.00 mL iv.gtt q.d.（d1-5），布地奈德雾化混悬液 2.00 mg+复方异丙托溴铵溶液2.50 mL雾化吸入t.i.d.(d1-2)，布地奈德雾化混悬液2.00 mg+沙丁胺醇雾化吸入液 1.0 mL雾化吸入t.i.d.(d3-12)，氨溴索注射液 60.00 mg+0.9%氯化钠注射液20 mL i.v. t.i.d.(d3-12)，乙酰半胱氨酸泡腾片 600 mg p.o. q.d.(d3-15)，氨溴索片30 mg p.o. t.i.d.(d12-15)。

3. 保肝　注射用还原型谷胱甘肽 3.6 g+5%葡萄糖注射液250 mL iv.gtt q.d.(d1-12)，异甘草酸镁注射液 20.00 mL+5%葡萄糖注射液250.00 mL iv.gtt q.d.(d1-12)。

4. 保护胃黏膜　埃索美拉唑肠溶片 20.00 mg p.o. q.d.(d1-15)。

5. 支持　复方氨基酸(18AA-Ⅲ)注射液250.00 mL iv.gtt q.d.(d1-7)，结构脂肪乳注射液(C6 ~ 24) 250.00 mL iv.gtt q.d.(d1-7)。

6. 增强免疫　胸腺肽 α_1注射剂 1.6 mg q3d(d1-12)，人免疫球蛋白 10 g iv.gtt q.d.(d1-3)，20%人血白蛋白 100 mL iv.gtt q.d.(d1-4)。

【药师记录】

入院第1天：听诊双肺呼吸音粗，左下肺可闻及细湿啰音。继续予亚胺培南西司他丁钠、莫西沙星抗感染，加用万古霉素1.0 g iv.gtt q12h.，卡泊芬净70 mg iv.gtt q.d.抗感染治疗。暂不给予甲氨蝶呤、硫酸羟氯喹等抗类风湿关节炎药物。

入院第2天：患者神志清，精神较前明显好转，气促较前好转，偶有咳嗽，咳黄色黏痰，胃纳较前好转，大便正常，昨日24 h入量3 850 mL，尿量2 000 mL，14 h胸腔引流管引流出淡红色清亮液体1 100 mL。ANCA组合、呼吸道病原体9项、巨细胞病毒DNA测定、内毒素检测、大便常规、尿常规等未见异常，胸腔积液常规示：Rivalta反应(+++)，皱缩红细胞(+)，红细胞(++++)。血常规：WBC 3.62×10^9/L，NEUT% 76.2%(↑); D-dimer 45.61 mg/L (↑)。生化：ALT 125 U/L(↑)，AST 153 U/L(↑)，Cr 58 μmol/L。血气分析：pH 7.51(↑)，PO_2 90 mmHg，PCO_2 28 mmHg(↓)。加用乙酰半胱氨酸和氨溴索，补充白蛋白 10 g 及口服 10%氯化钠注射液 10 mL+橙汁 40 mL。

入院第 4 天：血常规，WBC 5.06×10^9/L，NEUT% 79.6%（↑）。G 试验 300 pg/mL（↑）、GM 试验未见异常，万古霉素血药浓度：4.36 g/mL（↓）。停用万古霉素，继续予亚胺培南西司他丁钠、莫西沙星、卡泊芬净抗感染治疗。

入院第 6 天：患者一般状况良好。24 h 胸腔引流管共引流出淡红色清亮液体 50 mL。血气分析提示：pH 7.46（↑），PCO_2 37 mmHg，PO_2 119 mmHg，氧合指数 321。血常规：WBC 4.32×10^9/L，NEUT% 70.2%（↑），PCT 0.33 ng/mL（↑）。胸腔积液培养：无菌生长。血培养：无菌生长、无厌氧菌生长、无真菌生长。胸片：① 双肺炎症，以左下肺为著，左肺下叶膨胀不全；② 左侧胸腔少量积液，左侧胸腔积液引流术后表现。改莫西沙星为口服。

入院第 11 天：患者 24 h 胸腔引流管共引流出淡红色清亮液体 2 mL。PCT 0.1 ng/mL（↑），D-dimer 5.71 mg/L（↑）。血常规、肝代谢组合未见异常。复查胸片较前明显好转，近日胸腔引流无明显引流液，予以完善超声胸腔积液探查+定位，若未见明显胸腔积液，可予以拔出胸腔引流管。停用卡泊芬净，改为氟康唑。氨溴索静脉注射改为口服。

入院第 14 天：患者体温正常。肺部听诊双肺呼吸音低，双下肺可闻及少量细湿啰音。复查胸部 CT（与入院 CT 片所见对比）：① 双肺感染并双侧胸腔积液较前明显好转；② 左肺实变并膨胀不全较前好转；③ 左侧气胸。予以出院。

（二）案例分析

【抗感染治疗】

患者起病时 PCT > 10 ng/mL，有感染症状，脓毒血症可诊断。需要强有力的初始治疗，患者有宿主因素，临床症状，但刚进 ICU 时尚未取得病原学结果，属于拟诊，给予卡泊芬净经验性治疗，卡泊芬净较为广谱，且不影响 CYP 活性，在病原菌不明确的情况下适宜选择。第4天G试验结果回报为阳性,加上1条病原学检查依据,达到临床诊断标准。因GM试验阴性,可排除曲霉菌感染,经验性治疗的目标为最常见的念珠菌,故病情平稳后改为氟康唑序贯治疗。

临床药师观点:① G试验的结果容易受环境因素影响,甚至是食用菌类都可影响结果,常见的是使用 β-内酰胺类抗菌药物的感染,因为此类药物由真菌发酵而得,杂质中带有真菌细胞壁成分。G试验假阳性较常见,要注意结合其他临床表现鉴别。② 卡泊芬净终末消除半衰期为40 ~ 50 h,故采用负荷剂量70 mg、维持剂量50 mg q.d. 的用法。③ 患者肾功能正常,氟康唑150 mg q.d.用于治疗深部真菌感染的剂量过小,应为300 mg q.d.,因其为长半衰期药物,所以也采用"负荷+维持"的用法,首剂加倍。

(三)药学监护要点

1. 监测感染相关表现 精神状态、食欲、咳嗽、咳痰、肺部啰音、血常规、PCT、病原学结果、肺部影像等。

2. 监测药物不良反应 亚胺培南和莫西沙星的中枢神经系统反应如烦躁、谵妄等。万古霉素、亚胺培南、氟康唑的是经肾排泄的药物,要监测肾功能,如有变化须及时调整剂量。由于氟康唑是CYP3A的强抑制剂,可抑制埃索美拉唑的代谢,注意埃索美拉唑的胃肠道反应及高剂量下的可逆性视觉损伤。莫西沙星、氟康唑、卡泊芬净都有肝毒性,患者原有肝功能不全,故要监测肝功能。

案例二

(一)案例回顾

【主诉】

右上腹痛伴皮肤巩膜黄染、消瘦3月余。

【现病史】

患者,女,62岁。于3个月前无明显诱因下出现右上腹疼痛,呈隐痛,并偶向右背部放射,自觉尿色明显加深,胃纳明显减退,

3个月内体重下降近10 kg，无恶心呕吐，无腹胀，无腹泻，无尿频尿急尿痛，无胸闷胸痛，无心悸。门诊检查：TBIL 402.5 μmol/L（↑），ALT 67 U/L（↑），AST 61 U/L（↑），AFP 2.61 ng/mL，2014年2月14日MRI示胰头部占位病变。患者自起病以来，精神可，胃纳较差，大便次数增多，尿色深黄，体重下降10 kg，睡眠一般。入院后全身麻醉下行"胰十二指肠切除术"术中出血800 mL，输晶体液1 500 mL，输胶体1 000 mL，输红细胞悬液2U，术后带管入ICU，ICU期间给予头孢哌酮钠舒巴坦钠3 g iv.gtt q8h.抗感染。ICU期间血象高，体温平。现转入外科，继续抗感染、保肝、支持治疗。

【既往史】

否认高血压病史，2014年1月底查空腹血糖8.25 mmol/L，近期血糖水平均较高。余无特殊。

【社会史、家族史、过敏史】

已婚已育。否认食物、药物过敏史。

【体格检查】

T 36.8 ℃，RR 16次/min，BP 120/80 mmHg。神志清晰，呼吸平稳，步入病区，发育正常，营养良好，自主体位。皮肤黏膜有黄染，无瘀点瘀斑，无贫血貌，无肝掌，无蜘蛛痣。全身浅表淋巴结无肿大。头颅正常。有巩膜黄染，相等瞳孔，对光反射灵敏，伸舌居中，无咽喉部充血，无扁桃体肿大。颈软，气管居中，颈静脉无怒张，肝颈反流征阴性，甲状腺无肿大。胸部正常，无胸骨压痛。气平，呼吸音清，未及啰音。HR 78次/min，节律齐，无杂音。无脊柱畸形，无双下肢水肿，四肢肌张力正常，左侧肢体肌力Ⅴ级，右侧肢体肌力Ⅴ级。生理反射存在，病理反射未引出。腹部膨隆，未见明显胃肠型及异常隆起，全腹软，右上腹有压痛，无反跳痛，无肌卫，全腹无包块，肝脏肋下未触及，脾脏肋下未触及，无肝区叩击痛，Murphy征阳性，肠鸣音正常，移动性浊音（－）。

【实验室检查及其他辅助检查】

1. 实验室检查

（1）肝功能：ALT 67 U/L，AST 61 U/L，TBIL 402.5 μmol/L，DBIL 350.3 μmol/L。

（2）肿瘤标记物：AFP 2.61 μg/L，CEA 3.6 μg/L，CA199 < 0.6 U/L。

2. 其他辅助检查　上腹部MRI增强：胰头肿块伴胆管、胰管扩张，考虑胰头癌。

【诊断】

梗阻性黄疸，胰头占位。

【用药记录】

1. 抗感染　注射用头孢哌酮钠舒巴坦钠 3 g+0.9%氯化钠注射液100 mL iv.gtt q12h.(d1−8)，注射用头孢哌酮钠舒巴坦钠 3 g+0.9%氯化钠注射液100 mL iv.gtt q8h.(d30−35)，注射用奥硝唑 0.5 g+0.9%氯化钠注射液100 mL iv.gtt q12h.(d1−15)，氟康唑注射液 0.2 g iv.gtt q.d.(d10−16)，氟康唑注射液 0.4 g iv.gtt q.d.(d17−37)。万古霉素0.5 g+0.9%氯化钠注射液250 mL iv.gtt q12h.(每次静滴时间大于1 h)(d14−22)，万古霉素0.25 g+0.9%氯化钠注射液10 mL p.o. t.i.d.(d22−37)，注射用亚胺培南西司他丁钠1 g+0.9%氯化钠注射液250 mL iv.gtt q8h.(d13−22)，注射用亚胺培南西司他丁钠2 g+0.9%氯化钠注射液250 mL iv.gtt b.i.d.(d23−32)。

2. 化痰　盐酸氨溴索注射液 120 mg i.v. b.i.d.(d1−20)。

3. 抑酸抑酶　注射用兰索拉唑 30 mg+0.9%氯化钠注射液100 mL iv.gtt q.d.(d1−5)，注射用甲磺酸加贝酯 0.3 g+0.9%氯化钠注射液250 mL iv.gtt q.d.(d1−15)，注射用生长抑素9 mg+0.9%氯化钠注射液50 mL 泵注(2 mL/h)q.d.(d1−14)。

4. 镇痛　氟比洛芬酯注射液 50 mg+0.9%氯化钠注射液100 mL iv.gtt q.d.(d1−5)。

5. 止血 注射用白眉蛇毒血凝酶(邦亭)2 U i.v. q8h.(d1-4)。

6. 保肝降黄 注射用丁二磺酸腺苷硫氨酸1 500 mg+重组人胰岛素2 U+5%葡萄糖注射液250 mL iv.gtt q.d.(d1-37),注射用三磷酸腺苷辅酶胰岛素1支+脂溶性维生素(Ⅱ)2支+10%氯化钾15 mL+注射用门冬氨酸鸟氨酸10 g+5%葡萄糖注射液500 mL iv.gtt q.d.(d1-6)。

7. 营养支持 10%氯化钾注射液15 mL+丙氨酰谷氨酰胺注射液20 g+重组人胰岛素4 U+5%葡萄糖注射液500 mL iv.gtt q.d.(d1-6)。

【药师记录】

入院第2天:患者一般情况好转,无寒战发热,无恶心呕吐。血常规:WBC 8.9×10⁹/L,NEUT% 86.1%(↑)。胆汁培养:白念珠菌。继续止血、抗炎、抑酶、抑酸、营养支持治疗。今日查淀粉酶,拔出导尿管。

入院第8天:患者出现高热,纳差症状,体温39.1℃,引流口有淡黄色渗出液。血常规:WBC 8.6×10⁹/L,NEUT% 80.8%(↑)。上腹部CT平扫示:胰腺渗出,双侧胸腔积液。停用头孢哌酮钠舒巴坦钠,改为盐酸莫西沙星氯化钠注射液 0.4 g iv.gtt q.d.。

入院第10天:患者昨晚体温38℃,但较前高点有所下降。加用氟康唑 0.2 g iv.gtt q.d.。

入院第13天:患者出现高热、纳差症状,体温38.9℃,引流口有淡黄色渗出液。体格检查:神清,气平,心肺无特殊,腹平软,无压痛反跳痛,手术切口无红肿。血常规:WBC 8.9×10⁹/L,NEUT% 85.9%(↑)。生化:ALB 21 g/L(↓),ALT 59 U/L,AST 55 U/L(↑),TBIL 158 μmol/L(↑),ALP 236 U/L(↑),Cr 32 μmol/L(↓)。血培养(d9):无菌生长。引流液标本和药敏试验(第9天标本):产ESBL肺炎克雷伯菌,阿米卡星、庆大霉素、亚胺培南、美罗培南、复方新诺明、妥布霉素、哌拉西林钠他唑巴坦钠敏感。根据药敏结果调整方案,停用莫西沙星,改为注射用亚胺培南西司他丁钠

1 g iv.gtt q8h.。

入院第14天：昨体温最高39.2℃。体格检查：神清，气平，心肺无特殊，腹平软，无压痛反跳痛，手术切口无红肿。中段尿培养和药敏试验（d10标本）：屎肠球菌，达托霉素、利奈唑胺、四环素、万古霉素敏感。继续亚胺培南西司他丁钠治疗，加用万古霉素0.5 g iv.gtt q12h.（每次静脉滴注时间大于1 h）。

入院第16天：患者昨晚体温最高39℃。体格检查：神清，气平，心肺无特殊，腹平软，无压痛反跳痛，手术切口无红肿，负吸球引流0 mL。血常规：WBC 6.0×10^9/L，NEUT% 66.8%。（检验印象：核左移见中毒颗粒）。生化：TP 45 g/L（↓），ALB 27 g/L（↓），ALT 43 U/L，AST 61 U/L（↑），ALP 288 U/L（↑），GGT 326 U/L（↑），TBIL 93.8 μmol/L（↑），DBIL 90.1 μmol/L（↑），UREA 3.0 mmol/L，Cr 26 μmol/L（↓）。调整氟康唑剂量至0.4 g iv.gtt q.d.。

入院第19天：快速超敏CRP 110.81 mg/L（↑），引流液培养（第15天标本）：全耐药鲍曼不动杆菌。血常规：WBC 5.2×10^9/L，NEUT% 69.4%。（检验印象：中性粒细胞见中毒颗粒）。生化：ALB 28 g/L（↓），ALT 33 U/L，AST 46 U/L（↑），ALP 259 U/L（↑），GGT 248 U/L（↑），TBIL 66.5 μmol/L（↑），K^+ 3.0 mmol/L（↓），Na^+ 143 mmol/L，Cl^- 107 mmol/L（↑）。中段尿培养（第17天标本）：培养2 d无菌生长。治疗方案如前，予以大换药清洁消毒。

入院第21天：患者高热、纳差症状缓解，昨日午后体温38.2℃，引流口有淡黄色渗出液。体格检查：神清，气平，心肺无特殊，腹平软，无压痛反跳痛，手术切口无红肿，负吸球引流0 mL。血常规：WBC 4.4×10^9/L，NEUT% 56.3%。生化：ALB 22 g/L（↓），ALT 40 U/L，AST 41 U/L，ALP 222 U/L（↑），GGT 144 U/L（↑），TBIL 55 μmol/L（↑）。血培养（第16天标本）：培养5 d无菌生长。引流液（第18天标本）：全耐药鲍曼不动杆菌。处理如前。

入院第22天：外院会诊意见：胰十二指肠切除术后，持续发热T 38～39℃,曾有畏寒,CT示两肺不张,少量积液,腹水,未见明显腹腔脓肿。WBC 4.4×10⁹/L,NEUT% 56.3%,神清,皮肤巩膜无黄染,两肺呼吸音低,未闻及明显干湿啰音,腹部胀气,可见引流管,全腹无明显疼痛及肌紧张。主要考虑肠杆菌科、厌氧菌(不排除艰难梭菌)感染。亚胺培南用星改为2 g iv.gtt b.i.d.。停万古霉素静脉滴注,改为万古霉素0.25 g p.o. t.i.d.。继续氟康唑治疗,加用双歧杆菌三联活菌胶囊2粒p.o. t.i.d.。

入院第25天:患者高热、纳差症状缓解,昨午后体温37.6℃,引流口有淡黄色渗出液。中段尿培养(d23标本):培养2 d无菌生长。粪便涂片(d24标本)未见酵母样菌。血常规:WBC 4.8×10⁹/L,NEUT% 39.2%(↓)。生化:TP 59 g/L(↓),ALB 33 g/L(↓),ALT 32 U/L,AST 48 U/L(↑),TBIL 54.6 μmol/L(↑),TBA 12.9 μmol/L(↑),PAB 125 mg/L(↓),K⁺ 4.5 mmol/L,Na⁺ 136 mmol/L,Cl⁻ 102 mmol/L。继续当前抗感染治疗。

入院第27天:体温平稳,无恶心呕吐,无腹痛腹胀,普食。切口愈合良好,无化脓感染,无脂肪液化,无渗出。加用胸腺肽增强免疫,注射用胸腺肽120 mg+重组人胰岛素4 U+5%葡萄糖注射液500 mL iv.gtt q.d.(d27-37)。

入院第30天:患者目前一般情况良好,体温平稳,无恶心呕吐,无腹痛腹胀,普食。切口愈合良好,无化脓感染,无脂肪液化,无渗出。神志清楚,皮肤黏膜黄染减轻,腹壁无瘀斑肿块,无胃肠蠕动波,腹部无压痛,无反跳痛,无肌卫,肠鸣音正常,未闻及气过水声。血常规:WBC 3.8×10⁹/L,NEUT% 35.9%(↓)。生化:TP 71 g/L,ALB 37 g/L,ALT 37 U/L,AST 55 U/L(↑),TBIL 50.6 μmol/L(↑),DBIL 46.7 μmol/L(↑),PAB 175 mg/L(↑),K⁺ 4.7 mmol/L,Na⁺ 139 mmol/L,Cl⁻ 102 mmol/L。体液培养和药敏试验:全耐药鲍曼不动杆菌。停用亚胺培南,加用头孢哌酮钠舒巴坦钠3 g iv.gtt q8h.。

入院第35天:患者一般情况良好,T 36.9℃。无恶心呕吐,无腹痛腹胀,普食。切口愈合良好,无化脓感染,无脂肪液化,无渗出。神志清楚,皮肤黏膜黄染,腹壁无瘀斑肿块,无胃肠蠕动波,腹部无压痛,无反跳痛,无肌卫,肝脾肋缘下未及,肝肾无叩击痛,肠鸣音正常,未闻及气过水声。血常规:WBC 2.5×10^9/L(↓),NEUT% 35.9%(↓)。生化:ALB 34 g/L(↓),ALT 26 U/L,AST 40 U/L(↑),ALP 174 U/L(↑),TBIL 36.5 μmol/L(↑),DBIL 34.4 μmol/L(↑)。停用头孢哌酮钠舒巴坦钠。加用重组人粒细胞刺激因子注射液 75 μg 皮下注射。

入院第37天:患者目前一般情况良好,体温控制良好,无恶心呕吐,无腹痛腹胀。切口愈合良好,无化脓感染,无脂肪液化,无渗出。神志清楚,皮肤黏膜黄染,腹壁无瘀斑肿块,无胃肠蠕动波,腹部无压痛,无反跳痛,无肌卫,肝脾肋缘下未及,肝肾无叩击痛,肠鸣音正常,未闻及气过水声。停用万古霉素、氟康唑。

入院第38天:血常规,WBC 2.7×10^9/L(↓),NEUT% 39.5%(↓)。患者一般情况良好,予出院。出院带药甘草酸二铵肠溶胶囊 50 mg×96粒。

（二）案例分析

【抗感染治疗】

患者入科后发生高热前体温基本平稳,因此为新的感染。患者具有以下高危因素:62岁(近65岁)、血糖高、胰头占位、经历腹部外科手术、接受肠外营养、广谱抗菌药物治疗多日。因此有较大可能是深部真菌感染。胆汁培养:白念珠菌。故达到临床诊断标准。氟康唑为治疗白念珠菌感染的首选药物。而氟康唑使用的整个过程中病情反复,且反复培养出全耐药鲍曼不动杆菌,外院会诊考虑肠杆菌科、厌氧菌,且根据会诊意见调整抗菌药物后患者逐渐好转,住院期间未行G试验检查,故可能不是白念珠菌感染,或氟康唑治疗有效期间又发生了其他细菌感染。

临床药师观点: ① 治疗深部真菌感染,氟康唑起始剂量过低,患者肾功能正常,应首剂 0.8 g q.d.,以后 0.4 g q.d.。② 外院会诊意见提出的病原菌,除了没有口服用药治疗艰难梭菌外,先前用药都有覆盖,亚胺培南从 3 g/d 加至 4 g/d 后,病情逐渐好转。患者无腹泻,所以艰难梭菌感染的可能性很低。患者血肌酐清除率约 110 mL/min,对药物的排泄能力非常强,所以,先前治疗效果不佳很有可能是因为药物剂量不足。③ 感染的治疗,引流第一重要,所以患者可能真是全耐药鲍曼不动杆菌感染,后期的好转也不是药物的作用,而是外科持续清创、换药、引流的结果。

（三）药学监护要点

1. 监测感染相关表现 精神状态、食欲、体温、血常规、病原学结果、伤口情况、影像检查等。

2. 监测药物不良反应 头孢哌酮可引起患者凝血功能变化;莫西沙星可引起患者精神症状、Q-T 间期延长、消化道症状、肝损害;氟康唑常见胃肠道症状、肝损害,罕见引起 Q-T 间期延长(联用的莫西沙星易引起 Q-T 间期延长)等。碳青霉烯类注意监测中枢神经系统症状。万古霉素的耳、肾毒性。氟康唑的强肝药酶抑制作用可能增加发生兰索拉唑不良反应的风险,主要是胃肠道反应、头痛、白细胞减少。

案例三

（一）案例回顾

【主诉】

发热伴咳嗽 14 d。

【现病史】

患者,男,46 岁,10 d 前因发热伴咳嗽 4 d 予以美罗培南、左氧氟沙星、更昔洛韦、氟康唑、甲泼尼龙联合丙种球蛋白治疗,无创辅助通气,在氧流量 10 L/min 的无创辅助通气支持下,血氧饱和度持续波动,入院进一步治疗。

【既往史】

胸腺瘤术后 10 年,重症肌无力、后天性纯红细胞再生障碍性贫血及右侧下肢深静脉血栓病史,长期服用泼尼松、他克莫司。余无殊。

【社会史、家族史、过敏史】

已婚已育。否认食物、药物过敏史。

【体格检查】

T 37.8℃,R 25次/min,BP 120/80 mmHg。神志清晰,发育正常,营养良好,自主体位。皮肤黏膜、巩膜无黄染,无瘀点瘀斑。全身浅表淋巴结无肿大。头颅正常,相等瞳孔,对光反射灵敏,伸舌居中,无咽喉部充血,无扁桃体肿大。颈软,气管居中,颈静脉无怒张,肝颈反流征阴性,甲状腺无肿大。胸部正常,无胸骨压痛。呼吸音清,双肺可及散在细湿啰音。HR 90次/min,节律齐,无杂音。腹部膨隆,未见明显胃肠型及异常隆起,全腹软,全腹无包块,肝脏肋下未触及,脾脏肋下未触及,全无压痛、反跳痛,肠鸣音正常,移动性浊音(-)。无脊柱畸形,无双下肢水肿,四肢肌力、肌张力正常。病理反射未引出。

【实验室检查及其他辅助检查】

1. 实验室检查

(1)血常规:WBC 14.88×10⁹/L(↑),NEUT% 95.3%(↑),Hb 111 g/L(↓),PLT 255×10⁹/L。

(2)细胞免疫及体液免疫检测示患者免疫功能低下。

2. 其他辅助检查 胸片:双肺纹理增多增粗,两肺可见散在斑片状稍高密度影,多发渗出影,左侧为重。

【诊断】

肺孢子虫病(PCP)可能。

【用药记录】

1. 抗感染 复方磺胺甲噁唑 1 440 mg p.o. q.d.(d1-3);复方磺胺甲噁唑 1 440 mg p.o. t.i.d.(d3-17);复方磺胺甲噁唑 960 mg p.o. t.i.d.(d17-23);复方磺胺甲噁唑 480 mg p.o. t.i.d.(d23-34);美罗培南1 g iv.gtt q8h.(d1-34);伏立康唑 200 mg iv.gtt b.i.d.(d1-3);

卡泊芬净 50 mg iv.gtt q.d.，首剂 70 mg（d3–25）；伏立康唑 200 mg iv.gtt b.i.d.（d25–34）。

2. 抗炎　甲泼尼龙 40 mg iv.gtt q12h.（d1–34）。

【药师记录】

入院第3天：患者出现明显恶心、呕吐症状，考虑可能与大剂量复方磺胺甲噁唑有关，改为 1 440 mg p.o. t.i.d.。伏立康唑改为卡泊芬净 50 mg iv.gtt q.d.，首剂 70 mg。

入院第4天：患者胃部不适减轻。外院检测回报，痰涂片见肺孢子虫。继续当前治疗。

入院第17天：患者病情稳定，一般情况可。复方磺胺甲噁唑调整剂量为 960 mg p.o. t.i.d.。

入院第23天：患者病情稳定，复方磺胺甲噁唑调整剂量为 480 mg p.o. t.i.d.，维持治疗。

入院第25天：肺部阴影仍有部分未吸收，曲霉菌感染不能排除，停用卡泊芬净，改用伏立康唑 200 mg iv.gtt b.i.d.。

入院第34天：患者肺部感染症状好转，呼吸症状改善，复查胸片示显著好转，予以出院。

（二）案例分析

【抗感染治疗】

PCP首选复方磺胺甲噁唑（TMP–SMZ），TMP 15 ～ 20 mg/（kg·d），SMZ 75 ～ 100 mg/（kg·d），3 ～ 4次/d，口服或静脉给药，疗程21 d，必要时可延长疗程。替代治疗包括伯氨喹联合克林霉素、阿托伐醌、喷他脒等。中重度患者（PaO_2 < 70 mmHg 或肺泡–动脉血氧分压差 > 35 mmHg），早期（72 h内）可联合激素治疗，泼尼松40 mg，口服或静脉给药，2次/d，5 d，改40 mg，1次/d，5 d，20 mg，1次/d，至疗程结束；非AIDS的免疫受损患者严重肺孢子虫感染，泼尼松可至 60 mg/d 及以上。目前国内复方磺胺甲噁唑只有口服制剂，无注射剂。有动物实验研究表明卡泊芬净对肺孢子虫有效，但卡泊芬净是真菌 β–（1，

3)-D-葡聚糖合成酶抑制剂,而只有肺孢子虫的包囊能表达β-(1,3)-D-葡聚糖,滋养体不能,故只能抑制包囊,而不能杀灭滋养体,不能根治。有临床研究显示,复方磺胺甲噁唑联用卡泊芬净取得良好效果。

临床药师观点:复方磺胺甲噁唑治疗至少需要持续7～10 d才会有明显的疗效,且需要维持治疗至少3周。其不良反应较多,包括血液系统、肾脏、肝脏及胃肠道不良反应等,相当比例的重症患者无法耐受标准剂量的复方磺胺甲噁唑。近年来耐药率也不断上升,相对小剂量的复方磺胺甲噁唑联合卡泊芬净治疗是一个可行的解决方案。

（三）药学监护要点

1. 监测感染相关表现　精神状态、食欲、体温、血常规、呼吸系统症状体征、影像改变等。

2. 监测药物不良反应　复方磺胺甲噁唑的各种不良反应,包括过敏反应、肝脏损害、肾脏损害、血液系统不良反应(中性粒细胞减少或缺乏症、血小板减少症及再生障碍性贫血、高胆红素血症等)、恶心、呕吐、胃纳减退、腹泻、头痛、乏力等。卡泊芬净的肝损害。甲泼尼龙的消化性溃疡、高血压、高血糖、电解质紊乱等。

案例四

（一）案例回顾

【主诉】

重症胰腺炎术后1个月。

【现病史】

患者,女,21岁。患者1个月前因腹部疼痛在当地医院诊断为急性胰腺炎,治疗无明显好转,行剖腹探查:胰腺坏死组织清除＋腹腔脓肿清除、引流＋空肠营养性造瘘术,术中诊断:急性重症胰腺炎;腹腔脓肿形成;感染性休克。术后患者反复发热,一直给予抗炎、抑制腺体分泌、护胃、护肝、营养支持等治疗。近日来患者出现咳嗽咳痰增多、气促、心悸，4 d前血培养结果为白念珠菌，给予氟康唑、头孢吡肟、利奈唑胺抗感染治疗，效果不佳，患者现心率快、血氧饱和度低，入SICU科做进一步治疗。发病以来患者精神睡眠差，胃纳欠佳，大小便基本正常。体重减轻4 kg。

【既往史】

平素身体健康状况一般，否认高血压，否认糖尿病，否认冠心病病史，否认肝炎、结核、伤寒、疟疾等传染病史，否认重大外伤史，否认手术及输血史；有青霉素过敏史。一年半前曾行人流术。

【社会史、家族史、过敏史】

未婚。自由职业。青霉素过敏史。

【体格检查】

镇静状态，可唤醒，对语言刺激有动作反应。T 36.5℃，HR 116次/min，R 35次/min，鼻导管吸氧下SpO$_2$ 93%，BP（98～110）/（56～60）mmHg，未使用血管活性药物。双侧瞳孔等大、等圆，直径3 mm，对光反射存在。双肺呼吸音粗，右下肺可闻及少量湿啰音，未闻及胸膜摩擦音。心脏听诊无杂音。手术伤口敷料干燥无渗液，带入腹腔引流管5条，文氏孔引流（右下腹）可见有黄褐色液引出，予持续负压吸引；右结肠旁沟管引流出黄色液体，左侧网膜囊管引流出少量淡黄液，左结肠旁沟管引流出少量黄色混浊液，另左中腹部留置有空肠营养管。分别是肝门部引流管，右膈下引流管，文氏孔引流管，腹腔引流通畅，色淡红，量不多。

【实验室检查及其他辅助检查】

1. 实验室检查

（1）血常规：WBC 13.69×10^9/L（↑），PCT 1.0 ng/mL（↑），Hb 97 g/L（↓）。

（2）血生化：URE 5.8 mmol/L，Cr 59 μmol/L，K$^+$ 3.69 mmol/L，Na$^+$ 141 mmol/L，血淀粉酶 32 U/L，血脂肪酶 76 U/L。

（3）血培养：白念珠菌。

2. 其他辅助检查 胸片：右下肺炎症。

【诊断】

真菌性脓毒血症,肺部感染,急性重症胰腺炎术后,腹腔脓肿,十二指肠瘘,结肠瘘。

【用药记录】

1. 抗感染 替加环素首剂100 mg、维持50 mg+5%葡萄糖注射液100 mL iv.gtt q12h.(d1-11),伏立康唑0.2 g+5%葡萄糖注射液100 mL iv.gtt q12h.(d1-2),注射用头孢哌酮钠舒巴坦钠3 g+0.9%氯化钠注射液50 mL iv.gtt q12h.(d2-3),注射用头孢哌酮钠舒巴坦钠3 g+5%葡萄糖注射液50 mL iv.gtt q12h.(d3-10),卡泊芬净70 mg+5%葡萄糖注射液100 mL iv.gtt q.d.(d2-12),两性霉素B 1 mg起逐渐加量+5%葡萄糖注射液50 mL iv.pump q12h.(d4-12),注射用亚胺培南西司他丁钠1 g+5%葡萄糖注射液150 mL iv.gtt q8h.(d10-12)。万古霉素0.5 g+5%葡萄糖注射液100 mL iv.gtt q12h.(d11-12)。

2. 化痰 氨溴索30 mg+0.9%氯化钠注射液20 mL i.v. q6h.(d1-6),氨溴索60 mg+0.9%氯化钠注射液20 mL i.v. q8h.(d7-12),氯化钾注射液3 g+5%葡萄糖注射液50 mL iv.gtt p.r.n.(d3-12)。

3. 抑酸抑酶 奥美拉唑镁注射液40 mg i.v. q8h.(d1-12),奥曲肽0.6 mg+5%葡萄糖注射液50 mL iv.pump q12h.(d1-3)。

4. 其他 多巴酚丁胺200 mg+5%葡萄糖注射液50 mL iv.pump p.r.n.(d1-7),去甲肾上腺素20 mg+5%葡萄糖注射液50 mL iv.pump p.r.n.(d1-6),羟乙基淀粉500 mL iv.gtt p.r.n.(d1-2),20%白蛋白10 g iv.gtt p.r.n.(d2-5)。

【药师记录】

入院第2天:患者处于镇静状态,可唤醒,对语言刺激有动作反应,双侧瞳孔等大、等圆,直径2.5 mm,对光反射存在。昨日转入后最高体温37.4℃。呼吸需要无创正压通气辅助通气。循环不稳定,需要血管活性药物维持血压,其中去甲肾上腺素0.1 μg/(kg·min),血压在(91～146)/(43～64)mmHg,持续多巴酚丁胺1 μg/

（kg·min）强心治疗，心率在 88～128 次/min，昨日转入后出入量情况：液体平衡正 2 110 mL；总入量 2 712 mL，总出量 602 mL。双侧呼吸音粗，闻及少许干湿啰音。心律整齐，搏动有力，各心瓣膜区未闻及病理性杂音；腹软，左上腹压痛，无反跳痛，移动性浊音阴性，肠鸣音闻及 6 次/min，腹部伤口干洁，无渗液，带入腹腔引流管 5 条，文氏孔引流（右下腹）可见有黄褐色液引出，予持续负压吸引，引流量 100 mL；右结肠旁沟管引流出黄色液体，左侧网膜囊管引流出少量淡黄液，量约 20 mL；左结肠旁沟管引流出少量黄色混浊液，量约 5 mL；另左中腹部留置有空肠营养管。血气分析：pH 7.24（↓），PO_2 80 mmHg，PCO_2 45 mmHg（↑）；Hb 67 g/L（↓）；血常规：WBC 13.26×10^9/L（↑）；PCT 1.29 ng/mL（↑）；肾功能：URE 5.9 mmol/L，Cr 77 μmol/L；肝功能：ALB 16.9 g/L（↓），PAB 13 mg/L（↓），TBIL 56.6 μmol/L（↑），DBIL 48.5 μmol/L（↑），ALT 24 U/L，AST 40 U/L（↑）；电解质：K^+ 4.14 mmol/L，Na^+ 145 mmol/L；床边胸片：右下肺炎症，较前吸收好转。予以停用伏立康唑，加用注射用头孢哌酮钠舒巴坦钠 3 g iv.gtt q12h.，卡泊芬净 70 mg iv.gtt q.d.，20% 白蛋白 10 g iv.gtt p.r.n.。

入院第 3 天：患者处于镇静状态，可唤醒，对语言刺激有动作反应，双侧瞳孔等大、等圆，直径 2.5 mm，对光反射存在。昨日最高体温 39℃。呼吸机辅助通气，SpO_2 96%。循环不稳定，需要血管活性药物维持血压，其中去甲肾上腺素 0.25 μg/（kg·min），血压在（110～130）/（60～80）mmHg，持续多巴酚丁胺 0.5 μg/（kg·min）强心治疗，心率在 100～120 次/min。双侧呼吸音粗，闻及干湿啰音。心律整齐，未闻及病理性杂音；腹软，左上腹轻压痛，肠鸣音 4～6 次/min，腹部伤口干洁，无渗液，文氏孔引流有黄褐色液引出，予持续负压吸引，量约 200 mL；左侧网膜囊管引流出少量淡黄液，引流量 15 mL。血气分析：pH 7.21（↓），PO_2 91 mmHg，PCO_2 51 mmHg（↑）；Hb 107 g/L（↓）；血常规：WBC 19.43×10^9/L（↑），PCT 2.73 ng/mL（↑）；肾功能：

URE 7.3 mmol/L, Cr 92 μmol/L; 肝功能: ALB 27.1 g/L($\downarrow$), PAB 12 mg/L($\downarrow$), TBIL 80 μmol/L($\uparrow$), DBIL 60.1 μmol/L($\uparrow$), ALT 25 U/L, AST 40 U/L($\downarrow$); 电解质: K^+ 3.8 mmol/L, Na^+ 156 mmol/L ($\uparrow$); 床边胸片双肺炎症, 较前明显进展、加重。引流液涂片见 G^- 杆菌、G^+ 球菌。血培养及引流液培养初步报告: 酵母样真菌生长。高钠血症, 停用头孢哌酮钠舒巴坦钠改为葡萄糖溶液做溶剂, 加用氯化钾注射液 3 g+5% 葡萄糖注射液 50 mL iv.gtt p.r.n.。

入院第4天: 患者处于镇静状态, 可唤醒, 对语言刺激有动作反应, 双侧瞳孔等大、等圆, 直径2.5 mm, 对光反射存在。昨日最高体温39℃。呼吸需要持续呼吸机辅助通气, SpO_2 99%。循环不稳定, 去甲肾上腺素 0.1 μg/(kg·min), 血压波动在(100 ~ 140)/(50 ~ 80) mmHg, 持续多巴酚丁胺 0.5 μg/(kg·min)强心治疗; 心率波动在80 ~ 120次/min, 中心静脉压(central venous pressure, CVP)10 ~ 15 cmH_2O。双侧呼吸音粗, 闻及少许干湿啰音。心律整齐, 腹部伤口干洁, 无渗液, 文氏孔引流有黄褐色液引出, 予持续负压吸引, 引流量400 mL; 盆腔引流管引流出黄色液体140 mL, 左侧网膜囊管引流出粪便样物, 量约20 mL; 右腹腔引流出少量黄色液, 量约50 mL。血气分析: pH 7.37, PO_2 114 mmHg($\uparrow$), PCO_2 36 mmHg; 血常规: WBC 14.53×10^9/L($\uparrow$); PCT 2.97 ng/mL($\uparrow$); 肾功能: URE 11.6 mmol/L($\uparrow$), Cr 115 μmol/L($\uparrow$); 肝功能: TBIL 92.0 μmol/L($\uparrow$), DBIL 71.2 μmol/L($\uparrow$), ALT 22 U/L, AST 39 U/L ($\uparrow$); 电解质: K^+ 3.60 mmol/L, Na^+ 151 mmol/L($\uparrow$)。血培养及引流液培养均提示酵母样真菌, 加用两性霉素 B1 mg起逐渐加量 i.v. pump q12h.。继续停用含钠补液辅以补钾, 纠正高钠低钾状态。

入院第5天: 患者处于镇静状态, 可唤醒, 对语言刺激有动作反应, 双侧瞳孔等大、等圆, 直径2.5 mm, 对光反射存在。昨日最高体温39℃。呼吸需要持续呼吸机辅助通气, SpO_2 99%。循环不稳定, 去甲肾上腺素 0.05 μg/(kg·min), 血压在(100 ~ 120)/

（50～70）mmHg，心率在80～110次/min，CVP 5～8 cmH$_2$O。昨日24 h出入量情况：液体平衡负2 695 mL；总入量3 210 mL，总出量5 905 mL。双侧呼吸音粗，闻及少许干湿啰音。腹软，移动性浊音阴性，肠鸣音闻及4～6次/min，文氏孔引流有黄褐色液引出，引流量400 mL；盆腔引流管引流出黄色液体10 mL，左侧网膜囊管引流出粪便样物，量约50 mL；右腹腔引流出少量黄色液，量约30 mL。血气分析：pH 7.42，PO$_2$ 118 mmHg（↑），PCO$_2$ 35 mmHg；血常规：WBC 16.66×10^9/L（↑）；PCT 1.77 ng/mL（↑）；肾功能URE 12.2 mmol/L（↑），Cr 96 μmol/L；肝功能：ALB 42 g/L，TBIL 111.7 μmol/L（↑），DBIL 80 μmol/L（↑），ALT 38 U/L，AST 83 U/L（↑）；电解质：K$^+$ 3.70 mmol/L，Na$^+$ 154 mmol/L（↑）。引流液培养：大肠杆菌（ESBL+），哌拉西林钠他唑巴坦钠、亚胺培南敏感，头孢哌酮钠舒巴坦钠、左氧氟沙星耐药；泛耐药鲍曼不动杆菌（PDR-AB）；白念珠菌。

入院第6天：患者处于镇静状态，可唤醒，对语言刺激有动作反应，双侧瞳孔等大、等圆，直径2.5 mm，对光反射存在。昨日最高体温38.7℃。SpO$_2$ 99%。升压药剂量逐渐减小，至今天早上7:30完全停用，血压在（100～130）/（50～80）mmHg，心率在80～100次/min，CVP在8～8.5 cmH$_2$O。昨日24 h出入量情况：液体平衡负83 mL；总入量2 812 mL，总出量2 895 mL。双侧呼吸音粗，闻及少许干湿啰音，较前明显减少。腹软，肠鸣音闻及4～6次/min，文氏孔引流可见有黄褐色液引出，引流量600 mL；盆腔引流管未引流出液体，左侧网膜囊管引流出粪便样物，量约40 mL；右腹腔引流出少量黄色液，量约10 mL。血常规：WBC 11.3×10^9/L（↑）；PCT 1.19 ng/mL（↑）；肾功能：URE 21.6 mmol/L（↑），Cr 93 μmol/L；肝功能：ALB 43.8 g/L，PAB 24 mg/L（↓），TBIL 55.0 μmol/L（↑），DBIL 38.0 μmol/L（↑），ALT 32 U/L，AST 40 U/L（↑）。电解质：K$^+$ 4.20 mmol/L，Na$^+$ 152 mmol/L（↑）。引流液培养：大肠杆菌（ESBL+），哌拉西林钠他唑巴坦钠、亚胺培南敏感，头孢哌酮钠舒巴坦钠、左氧氟沙星耐药；泛耐药鲍曼不动杆菌(PDR-AB)。分泌物培养：大肠杆菌(ESBL+)，哌拉西林钠他唑巴坦钠、亚胺培南敏感，头孢哌酮钠舒巴坦钠、左氧氟沙星耐药；屎肠球菌，万古霉素、利奈唑胺、替加环素敏感，青霉素、庆大霉素、链霉素耐药。继续当前治疗。

入院第7天：患者处于镇静状态，可唤醒，对语言刺激有动作反应，双侧瞳孔等大、等圆，直径2.5 mm，对光反射存在。昨日最高体温37.8℃。SpO$_2$ 99%。循环稳定。双侧呼吸音粗，闻及少许干湿啰音。腹软，文氏孔引流可见有黄褐色液引出，引流量200 mL；盆腔引流管未引流出液体，左侧网膜囊管引流出粪便样物，量约50 mL；右腹腔引流出少量黄色液，量约20 mL。血气分析：pH 7.40，PO$_2$ 137 mmHg(↑)，PCO$_2$ 38 mmHg；Hb 90 g/L(↓)；血常规：WBC 10.45×10^9/L(↑)；PCT 0.59 ng/mL(↑)；肾功能：URE 20.7 mmol/L(↑)，Cr 77 μmol/L；肝功能：ALB 41.8 g/L，PAB 76 mg/L(↓)，TBIL 51.2 μmol/L(↑)，DBIL 31.8 μmol/L(↑)，ALT 57 U/L(↑)，AST 112 U/L(↑)。电解质：K$^+$ 3.73 mmol/L，Na$^+$ 144 mmol/L。两性霉素B继续加量。化痰方案改为氨溴索 60 mg+0.9%氯化钠注射液 20 mL i.v. q8h.。

入院第9天：患者神志清，对语言刺激有动作反应，双侧瞳孔等大、等圆，直径2.5 mm，对光反射存在。昨日最高体温37.3℃。SpO$_2$ 100%。循环稳定。双侧呼吸音稍粗，可闻及少许干湿啰音。腹软，文氏孔引流可见有黄褐色液引出，引流量200 mL；盆腔引流管未引流出液体，左侧网膜囊管引流出粪便样物，量约50 mL；右腹腔引流管未引流出液体。血气分析：pH 7.42，PO$_2$ 118 mmHg(↑)，PCO$_2$ 38 mmHg；血常规：WBC 15.44×10^9/L(↑)；肾功能：URE 37.3 mmol/L(↑)，Cr 80 μmol/L；电解质：K$^+$ 3.34 mmol/L(↓)，Na$^+$ 142 mmol/L。两性霉素B加量至15 mg/d。

入院第10天：患者神清，四肢活动可，无发热，持续呼吸机辅助通气，SpO$_2$ 100%。引流液培养大肠杆菌(ESBL+)阳性，对头孢哌酮钠舒巴坦钠耐药,停用头孢哌酮钠舒巴坦钠,改用注射用亚胺培南西司他丁钠 1 g+5% 葡萄糖注射液 150 mL iv.gtt q8h.。

入院第 11 天:患者神志清楚,双侧瞳孔等大、等圆,直径 2.5 mm,对光反射存在。昨日最高体温 36.8℃。SpO_2 99%。循环稳定。双侧呼吸音粗,闻及少许干湿啰音,较前减少。腹软,文氏孔引流可见有黄褐色液引出,引流量 450 mL;右腹腔、盆腔引流管未引流出液体,左侧网膜囊管引流出粪便样物,量约 30 mL。血气分析:pH 7.35,PO_2 131 mmHg(↑),PCO_2 33 mmHg;Hb 112 g/L(↓);血常规:WBC $13.48×10^9$/L(↑);PCT 0.47 ng/mL(↑);肾功能:URE 28.3 mmol/L(↑),Cr 61 μmol/L;肝功能:ALB 43.8 g/L,PAB 24 mg/L(↓),TBIL 55.0 μmol/L(↑),DBIL 38.0 μmol/L(↑),ALT 32 U/L,AST 40 U/L(↑)。电解质:K^+ 3.06 mmol/L(↓),Na^+ 149 mmol/L(↑)。停用替加环素,加用万古霉素 0.5 g+5% 葡萄糖注射液 100 mL iv.gtt q12h.。

入院第 12 天:神志清楚,双侧瞳孔等大、等圆,直径 2.5 mm,对光反射存在。昨日最高体温 36.6℃。昨日停呼吸机拔气管插管,无呼吸困难,经皮血氧饱和度 99%~100%。循环稳定,双侧呼吸音粗,闻及少许干湿啰音,较前减少。腹软,文氏孔引流可见有黄褐色液引出,引流量 200 mL;左侧网膜囊管引流出粪便样物,量约 20 mL。血常规:Hb 118 g/L,WBC $12.9×10^9$/L(↑),PCT 0.51 ng/mL(↑)。肾功能:Cr 66 μmol/L。电解质:K^+ 3.82 mmol/L,Na^+ 150 mmol/L(↑)。患者血流动力学稳定,无发热,体温 36.5℃,胸片:肺部炎症明显吸收,病情好转,转出 ICU。

(二)案例分析

【抗感染治疗】

依据《2016 年美国感染病协会(IDSA)临床实践指南:念珠菌病的管理》,念珠菌血症首选卡泊芬净等棘球白素类,如病原学示氟康唑敏感,病情稳定后,替换为氟康唑(通常 5~7 d)。白念珠菌对三唑类药氟康唑耐药者少见,但患者先前接受过较长疗程唑类药物治疗,感染进一步加重并出现脓毒症,需考虑耐药的可能性,氟康唑治疗无效的念珠菌感染,其对三唑类的耐药的可能性也相对较高。故将伏立康唑换为卡泊芬净。卡泊芬净治疗效果不理想的情况下给予两性霉素B。

临床药师观点:① 三唑类换为卡泊芬净有另外一个好处,因三唑类药物是肝药酶的强抑制剂,而重症患者常会用许多药物,所以容易影响其他药物的代谢而增加给药方案制订的难度和药效的不确定性,而卡泊芬净对其他药物的影响小。② 患者肝功能指标异常首先考虑感染的原因,患者脓毒血症也会引起肝功能的损害;此外患者所用的药物,包括卡泊芬净、两性霉素B、替加环素、头孢哌酮钠舒巴坦钠都具有肝毒性,可以导致胆红素的升高,该患者应考虑为感染与药物合并引起的胆红素升高。

【扩容治疗】

因血流动力学不稳定而使用羟乙基淀粉扩容。

临床药师观点:2013年6月24日,美国食品药品监督管理局(FDA)在官网上发布声明指出,由于羟乙基淀粉可以增加死亡率和出血风险并造成严重的肾脏损伤,对羟乙基淀粉发出黑框警告。FDA给医师提出以下建议:不要给成人危重患者使用羟乙基淀粉,包括败血症和ICU患者。肾功能不全的患者避免使用。患者一旦出现肾功能不全,应停用。

(三)药学监护要点

1. 监测感染相关表现　精神状态、食欲、体温、血常规、病原学结果、呼吸系统症状体征、肺部影像等。

2. 监测药物不良反应

(1)两性霉素B的药学监护:两性霉素B一般起始剂量为1～5 mg,以后根据患者耐受情况每日或隔日增加5 mg。不可用0.9%氯化钠注射液溶解,应以5%葡萄糖注射液溶解后6 h内静脉滴注,且静脉滴注速度应缓慢,同时输注瓶应遮光,以免药物效价降低。如果患者有显著的发热、寒战、呼吸困难或低血压需在下次输液前调整附加用药,如可加用激素及对乙酰氨基酚退热。严密监测尿常规、血尿素氮、血肌酐、钾、镁,于肾小管酸中毒所致低血钾症时补充钾。

(2)其他:羟乙基淀粉的过敏样反应、血液凝集异常、严重高氯高钠血症、急性肾功能损害。卡泊芬净的肝损害。亚胺培南的中枢神经系统症状,使用期间不可用丙戊酸钠作为镇静剂。万古霉素的耳肾毒性。奥美拉唑的胃肠道反应。

案例五

(一)案例回顾

【主诉】

反复咳脓血痰16 d,加重伴发热、咽痛13 d。

【现病史】

患者,男,63岁,60 kg。于16 d前无明显诱因出现咳脓血痰,可自行咳出,无特殊臭味,量约10 mL/d,偶有咳嗽,无咯血、胸闷气促、胸痛、心悸、腹痛、腹胀、黑便、尿频、尿急、血尿等,未予重视。于13 d前出现上述症状加重,痰量增多,10 ~ 20 mL/d,痰液性质同前,伴发热、体温最高达40℃,并有畏寒、咽痛、头痛,无头晕,自予退热药处理后体温可降至正常,但易再次出现反复高热伴畏寒、头痛,体温最高达39℃,于急诊查胸片及胸部CT:① 双肺多发结节及厚薄空洞,考虑感染性病变并右肺上叶、下叶脓肿形成可能性大;② 纵隔内见淋巴结。急诊予莫西沙星、甲硝唑抗感染治疗6 d后,咳脓血痰症状较前有所缓解,但仍有反复发热伴畏寒、头痛,体温最高达39℃,收入院。起病以来,双下肢轻度水肿,胃纳差,精神、睡眠一般,小便正常,大便次数减少,3 ~ 4 d 1次,体重减轻6 kg。

【既往史】

10年前诊断为"症状性癫痫",偶有癫痫发作。半年前诊断为特发性血小板减少性紫癜,现服用泼尼松25 mg q.d.治疗。否认糖尿病、冠心病等慢性病史。

【社会史、家族史、过敏史】

已婚已育。吸烟40年，现吸烟斗，平均每日吸烟7～8次，每周约吸1两（50 g）烟丝，已戒烟2月。否认药物、食物过敏史。

【体格检查】

T 37℃，P 70次/min，R 20次/min，BP 124/57 mmHg。发育正常，营养中等，神志清楚，精神可，自主体位，体格检查合作。全身皮肤及黏膜无发绀、黄染、苍白，全身浅表淋巴结未触及肿大。咽稍充血，双侧扁桃体无肿大。双肺呼吸音粗，可闻及较多干啰音，双下肺可闻及散在湿啰音。HR 70次/min，律齐，心音有力，各瓣膜区未闻及病理性杂音。腹部平软，无压痛及反跳痛。肝脏肋下未触及。胆囊未触及，移动性浊音阴性。肠鸣音正常，3次/min，双下肢轻度水肿。生理反射正常，病理反射未引出。

【实验室检查及其他辅助检查】

1. 实验室检查

（1）血常规：WBC 19.37×10⁹/L（↑），NEUT% 87.7（↑），LYM% 65（↑），Hb 109 g/L（↓），PLT 23×10⁹/L（↓）。

（2）痰培养未见细菌、真菌。

2. 其他辅助检查

（1）全胸（心脏）正位片：右肺尖区肿块伴空洞形成，右上肺渗出性病变，肺脓肿可能，不排除肺癌；左下肺野外带纤维灶。

（2）胸部CT平扫+增强+三维：双肺多发结节及厚薄空洞，考虑感染性病变right右肺上叶、下叶脓肿形成可能性大；纵隔内见淋巴结；肝内多发囊肿。

【诊断】

双肺多发结节伴右肺空洞查因：拟诊肺脓肿、结核或真菌感染。

特发性血小板减少性紫癜。

【用药记录】

1. 抗感染　左氧氟沙星注射液 500 mg iv.gtt q.d.（d1-7），注射

用哌拉西林钠他唑巴坦钠 4.5 g+0.9%氯化钠注射液 100 mL iv.gtt q8h.(d1–7)、美罗培南 1.0 g+0.9%氯化钠注射液 100 mL iv.gtt q8h.(d7–21)、伏立康唑 0.2 g+0.9%氯化钠注射液 100 mL iv.gtt b.i.d.(d9–21)、万古霉素 0.5 g+0.9%氯化钠注射液 100 mL iv.gtt q8h.(d14–21)、伏立康唑片 0.2 g p.o. b.i.d.(d21–25)。

2. 化痰 氨溴索 60 mg+0.9%氯化钠注射液 20 mL i.v. b.i.d. (d1–25)、乙酰半胱氨酸泡腾片 0.6 g p.o. q.d.(d1–3,d21–25)。

3. 抑酸抑酶 奥美拉唑镁注射液 40 mg+0.9%氯化钠注射液 20 mL i.v. q.d.(d1–25)。

4. 抗癫痫 丙戊酸钠缓释片 0.5 g p.o. q.d.(d1–5)。

5. 其他 20%中长链脂肪乳 250 mL iv.gtt q.d.(d1–21)、多糖铁复合物胶囊 0.15 g p.o. b.i.d.(d10–25)、复方氨基酸 250 mL iv.gtt q.d.(d18–21)。

【药师记录】

入院第2天：患者诉有咳脓血痰，量不多，无特殊臭味，偶有咳嗽。胃纳差，精神、睡眠可，小便如常，未解大便。T 37.4℃。咽稍充血，双侧扁桃体无肿大。双肺呼吸音粗，可闻及较多干啰音，双下肺可闻及散在湿啰音，HR 92次/min，律齐，各瓣膜区未闻及病理性杂音。双下肢轻度水肿。血常规：WBC 19.37×10^9/L(↑)，NEUT% 81.1%(↑)，RBC 3.67×10^{12}/L(↓)，Hb 83 g/L(↓)，PLT 33×10^9/L(↓)，PCT 0.52 ng/mL(↑)。

入院第3天：患者仍有咳脓血痰，量较前减少，无特殊臭味，时有咳嗽，有轻度咽痛，今晨出现发热，体温最高达38℃，自予洛索洛芬对症处理后体温可降至正常，无胸闷气促，无胸痛。胃纳差，精神、睡眠可，小便如常，未解大便。T 38℃。咽稍充血，双侧扁桃体无肿大。双肺呼吸音粗，可闻及散在干啰音，双下肺可闻及粗湿啰音，未闻及胸膜摩擦音，HR 84次/min，律齐，各瓣膜区未闻及病理性杂音。双下肢轻度水肿。尿肺炎链球菌抗原及尿军团菌抗原：阴性；出凝血常规：阴性；术前筛查组合：阴性；肺肿瘤组合：CEA 5.50 ng/mL（↑）；血生化：TP 45.3 g/L（↓），ALB 26.3 g/L（↓），GLB 19.0 g/L（↓），Ca^{2+} 1.77 mmol/L（↓），P 0.91 mmol/L，Na^+ 133 mmol/L（↓）；大便隐血试验弱阳性；G试验阴性；尿常规未见异常；痰涂片未找到抗酸杆菌。患者有低蛋白血症，予补充白蛋白对症处理。

入院第5天：患者仍有咳黄色黏稠痰，无血丝，时有咳嗽，有轻度咽痛，今晨仍有发热，体温最高达38.7℃，自予洛索洛芬钠对症处理后体温可降至正常，无胸闷气促，无胸痛。胃纳差，精神、睡眠可，小便如常，今日解大便1次。T 38.7℃。咽稍充血，双侧扁桃体无肿大。双肺呼吸音粗，可闻及较多粗湿啰音及少量干啰音。HR 96次/min，律齐，各瓣膜区未闻及病理性杂音。双下肢轻度水肿。PPD皮试（－）。腹部B超示：左肾多发结石，左肾盂中量积液。继续当前治疗。

入院第7天：患者仍有咳嗽、咳痰，为黄色痰，无血丝，无明显咽痛，昨夜间仍有发热，体温最高达37.9℃，予洛索洛芬对症处理后体温可降至正常，无胸闷气促，无胸痛。胃纳差，精神、睡眠可，小便如常，今日解大便1次。T 37.2℃。咽稍充血，双侧扁桃体无肿大。双肺呼吸音粗，可闻及较多粗湿啰音及少量干啰音。HR 60次/min，律齐，未闻及病理性杂音。双下肢轻度水肿。痰培养：肺炎克雷伯杆菌，ESBL（+）。药敏结果提示（耐药）：左氧氟沙星、复方磺胺甲噁唑、妥布霉素；(敏感)：美罗培南、亚胺培南；(中介)：头孢哌酮钠舒巴坦钠、哌拉西林钠他唑巴坦钠、氨苄西林钠舒巴坦钠、阿米卡星。血培养（－）；血常规：WBC 18.66×10^9/L（↑），NEUT% 83.5%（↑），RBC 3.68×10^{12}/L（↓），Hb 83 g/L（↓），PLT 43×10^9/L（↓）；PCT 0.16 ng/mL（↑）；支气管-肺泡灌洗液抗酸杆菌（－）；血生化：TP 50.7 g/L（↓），ALB 29.1 g/L（↓），Ca^{2+} 1.88 mmol/L（↓），Na^+ 132 mmol/L（↓），K^+ 2.90 mmol/L（↓），UA 55 μmol/L（↓），Cr 120 μmol/L（↑）。G试验：$1,3-\beta-D$葡聚糖 70.44 pg/mL。念珠菌甘露聚糖抗原 148.0 pg/mL（↑）。纤维支气管镜结果:右下叶支气管肉芽肿性炎症,不排除结核可能。停用哌拉西林钠他唑巴坦钠,改为美罗培南 1.0 g iv.gtt q8h.。

入院第10天:患者仍有咳嗽、咳白色泡沫痰,间有黄痰,无血丝,无明显咽痛,昨天夜间仍有发热,体温最高达37.8℃,予对症处理后体温可降至正常,无胸闷气促,无胸痛。胃纳差,精神、睡眠可,大小便如常。T 37.1℃。咽稍充血,双侧扁桃体无肿大。双肺呼吸音粗,可闻及较多粗湿啰音及少量干啰音。胸部CT:① 双肺弥漫渗出性病变、肿块及结节样病灶,合并厚壁空洞形成,与前片对照,肺部病灶明显增加,呈弥漫性病变改变;② 纵隔淋巴结增大;③ 双侧少量胸腔积液。血生化:K^+ 3.16 mmol/L(↓),Na^+ 128 mmol/L(↓),Cl^- 93 mmol/L(↓),Ca^{2+} 1.84 mmol/L(↓);ProBNP 3 125.0 pg/mL(↑);D-dimer正常。血常规:WBC 10.64×10^9/L(↑),NEUT% 79.1%(↑),RBC 3.80×10^{12}/L,Hb 85 g/L(↓),PLT 41×10^9/L(↓)。昨日起加用伏立康唑 0.2 g iv.gtt b.i.d.,今日加用多糖铁复合物胶囊 0.15 g p.o. b.i.d.。

入院第14天:患者仍有咳嗽、咳白色泡沫痰,昨日体温最高达38.4℃。胃纳差,精神欠佳,睡眠一般,大小便如常。T 37.6℃。咽稍充血,双侧扁桃体无肿大。双肺呼吸音粗,可闻及较多细湿啰音,以双下肺明显。HR 100次/min,律齐,未闻及病理性杂音。双下肢中度水肿。血常规:WBC 13.24×10^9/L(↑),NEUT% 82%(↑),RBC 3.82×10^{12}/L,Hb 84 g/L(↓),PLT 37×10^9/L(↓);PCT 0.02 ng/mL;血生化:ALB 32.3 g/L(↓),GLB 32.5 g/L,Ca^{2+} 1.93 mmol/L(↓),K^+ 3.30 mmol/L(↓),Cr 127 μmol/L(↑),UA 147 μmol/L(↓);ProBNP 281.3 pg/mL。加用万古霉素 0.5 g iv.gtt q8h.。

入院第16天:昨日体温最高37.7℃,间有咳嗽、咳白色泡沫痰,无胸闷气促,无胸痛。胃纳差,精神欠佳,睡眠一般,大小便如常。T 37.7℃。咽稍充血,双侧扁桃体无肿大。双肺呼吸音粗,可闻及湿啰音,较前减少。心前区无隆起,HR 84次/min,律齐,未闻及病理性杂音。双下肢中度水肿。血常规:WBC 11.55×10^9/L(↑),

NEUT% 58.8%, Hb 88 g/L（↓）, PLT 37×10^9/L（↓）; PCT、凝血常规未见异常。纤维支气管镜: Ⅳ级以内支气管黏膜炎症（烟曲霉感染）。支气管–肺泡灌洗液 GM 试验: 曲霉菌抗原 3.3 pg/mL。加用 10% 复方氨基酸 250 mL iv.gtt q.d.。

入院第 21 天: 患者偶有咳嗽、咳白色泡沫痰, 无发热, 无胸闷气促, 无胸痛。胃纳差, 精神欠佳, 睡眠一般, 大小便如常。体温 36.8℃。咽无充血, 双侧扁桃体无肿大。双肺呼吸音粗, 可闻及散在湿啰音, 未闻及胸膜摩擦音。HR 84 次/min, 律齐, 未闻及病理性杂音。双下肢轻度水肿。血生化未见明显异常。患者目前体温正常达 3 d, 停美罗培南及万古霉素, 将伏立康唑静脉改为口服伏立康唑 0.2 g p.o. b.i.d., 加用乙酰半胱氨酸泡腾片 0.6 g p.o. q.d.。

入院第 25 天: 患者现已无发热达 7 d, 一般情况可, 今日可予出院, 出院后继续抗真菌感染治疗。出院带药: 伏立康唑片 0.2 g p.o. b.i.d.; 多糖铁复合物胶囊 0.15 g p.o. b.i.d.; 乙酰半胱氨酸泡腾片 0.6 g p.o. q.d.。

（二）案例分析

【抗感染治疗】

患者有宿主因素: 长期服用糖皮质激素, 临床症状: 咳嗽、脓痰、肺部空洞影, 病原学证据, G 试验阳性, 念珠菌甘露聚糖（MA）试验阳性, 故真菌性肺炎可达到临床诊断。患者住院早期血清曲霉菌半乳甘露聚糖（GM）试验阴性, MA 试验阳性, 当时的结果倾向于念珠菌感染。然而, 患者肺部影像为多发空洞, 从临床角度更倾向于曲霉菌, 住院中期支气管灌洗液 GM 试验结果也证实了曲霉菌感染。伏立康唑对曲霉菌作用强, 而且对大多数念珠菌亦有作用, 所以初始治疗选择伏立康唑。患者肺部已有空洞, 疗程要用至其肺部空洞消失, 预期在 12 周以上, 伏立康唑有口服制剂, 也便于患者出院后继续治疗。

<u>临床药师观点</u>: 伏立康唑的注射剂中含有赋形剂硫代丁

基醚-β-环糊精钠(SBECD),该物质从肾脏排泄,在CrCL < 50 mL/min的患者可能产生积蓄。该患者CrCL=47 mL/min,有一定风险,可以严密监测肾功能下使用,用药5 d后血肌酐稍有升高,且同时在用万古霉素,故安全起见应停用,改为卡泊芬净。口服伏立康唑没有此风险。

（三）药学监护要点

1. 监测感染相关表现　精神状态、食欲、体温、呼吸道症状、血常规、PCT、病原学结果、肺部影像等。

2. 监测药物不良反应　伏立康唑的肝损害,且为避免其赋形剂的积蓄而监测肾功能。万古霉素的耳肾毒性。美罗培南中枢神经系统不良反应。伏立康唑为强肝药酶抑制剂,可抑制奥美拉唑的消除,注意奥美拉唑的不良反应,主要是胃肠道反应,罕见有可逆性视觉障碍。

第三节 主要治疗药物

一、常用治疗方案

侵袭性真菌病的常用治疗方案见表4-1。

表4-1 侵袭性真菌病的治疗方案

病原体	药物选择	备　　注
曲霉菌	宜选药物：伏立康唑，两性霉素B及其含脂制剂；可选药物：伊曲康唑，泊沙康唑，卡泊芬净、米卡芬净	① 初始治疗时需要静脉给药，不推荐常规采用联合治疗，在标准治疗不能控制或多部位严重感染时可考虑联合治疗；② 纠正粒细胞缺乏状态在治疗中至关重要；③ 部分患者需手术切除局部曲霉侵袭感染病灶；④ 疗程通常较长，最短为6～12周，长者可达数月或更长，需根据个体情况而定；⑤ 停药指征：临床症状和影像学病灶基本消失，微生物学清除及免疫抑制状态的逆转
念珠菌	宜选药物：氟康唑、卡泊芬净、米卡芬净、两性霉素B及其含脂制剂；可选药物：伏立康唑、伊曲康唑、泊沙康唑、氟胞嘧啶。对于光滑念珠菌和克柔念珠菌引起的感染，宜选用棘球白素类或两性霉素B治疗	① 开放性标本(如痰标本)培养念珠菌阳性的价值有限，切忌仅根据痰标本培养阳性决定初始治疗。② 念珠菌血症患者原则上应拔出深静脉置管，并进行眼底检查。③ 疗程一般为血培养阴性后再用2周。骨髓炎的疗程通常为6～12个月，关节感染的疗程至少为6周

病原体	药物选择	备 注
隐球菌病	中枢神经系统隐球菌病诱导治疗宜选两性霉素B或其含脂制剂联合氟胞嘧啶,如无法耐受者可选氟康唑;巩固和维持治疗宜选氟康唑 非中枢神经系统隐球菌病,轻-中度感染宜用氟康唑治疗;重症或隐球菌血症同中枢神经系统感染	① 对疑有播散或伴有神经系统症状,或者血清隐球菌荚膜多糖抗原检测阳性的患者,应行腰椎穿刺进行脑脊液隐球菌检查以判断是否有中枢神经系统感染;② 手术治疗适用于单个病灶需明确诊断或影像学持续异常且抗真菌治疗无效的患者;③ 中枢神经系统感染诱导治疗疗程2~4周,巩固和维持治疗疗程6~12个月;非中枢神经系统轻-中度感染疗程6~12个月,重症或菌血症同中枢神经系统感染
肺孢子虫	首选复方磺胺甲噁唑,对复方磺胺甲噁唑有禁忌的患者的替代治疗方案包括静脉用喷他脒、伯氨喹+克林霉素、阿托伐醌。近年来复方磺胺甲噁唑+卡泊芬净亦有报道有良好效果	① 轻度PCP且患者肠内吸收未受影响的情况下可选择口服,口服和静脉给药的药物剂量应当相同。中-重度PCP应当选择静脉给药,当患者的胃肠道吸收功能完好并病情得以改善后,考虑换为口服。② 尽管早期临床恶化(在治疗开始的前3~5d)是常见的,但是在足量治疗的8d之内不应该进行重新评价。对于第8天经临床证实的治疗失败的患者,应当再行支气管镜检查和支气管肺泡灌洗以证实有无合并感染。③ 一般疗程为21d,轻症感染疗程至少2周。

二、主要治疗药物

侵袭性真菌感染的主要治疗药物见表4-2。

表 4-2　侵袭性真菌感染的主要治疗药物

分　类	常用品种	特　点	注意事项
三唑类	氟康唑	对念珠菌（克柔念珠菌、光滑念珠菌除外）、新型隐球菌、球孢子菌病、芽生菌有效 三唑类主要以原形经肾脏排泄	① 该类药物为强力CYP抑制剂。② 本类药物禁止与西沙必利、阿司咪唑、特非那定和三唑仑等合用，因可导致严重心律失常
	伏立康唑	对曲霉病、大多数念珠菌、赛多孢菌属、镰孢霉属有效。治疗曲霉菌首选	
	伊曲康唑	对曲霉菌、念珠菌、芽生菌病、组织胞浆菌有效 口服生物利用度差，口服制剂不适宜用于治疗侵袭性真菌病	
棘球白素类	卡泊芬净、米卡芬净	广谱，对近平滑念珠菌作用差	不良反应、药物相互作用较三唑类少
多烯类	两性霉素B及其含脂制剂	广谱 两性霉素B含脂制剂适用于肾功能不全患者 妊娠分级B	① 毒性大，肾功能损害常见，少数患者可发生肝毒性、低钾血症、血液系统毒性。② 药物需避光缓慢静脉滴注，常规制剂每次静脉滴注时间为4～6 h或更长；含脂制剂通常为2～4 h。给药前可给予解热镇痛药或抗组胺药或小剂量地塞米松静脉注射，以减少发热、寒战、头痛等全身反应。③ 如果治疗中断7 d以上，需重新自0.25 mg/kg开始用药，逐渐递增剂量

分　类	常用品种	特　　点	注意事项
核苷酸类	氟胞嘧啶	对新型隐球菌、念珠菌属具有良好作用，但非白念珠菌作用较差	① 单独应用时易引起真菌耐药，通常与两性霉素B联合应用。② 禁用于严重肾功能不全
磺胺类	复方磺胺甲噁唑	已很少用于一般细菌感染，主要用于特殊病原体或泛耐药细菌联合治疗，如肺孢子虫、星形诺卡菌、恶性疟原虫、嗜麦芽窄食单胞菌等	① 与呋塞米、砜类、噻嗪类利尿剂、磺脲类、碳酸酐酶抑制剂等含有类似结构的药物有交叉过敏。② 不良反应较多，包括肝毒性、肾毒性、血液毒性等。多饮水和碱化尿液可避免其在肾脏结晶

第四节 案例评述

一、临床药学监护要点

（一）治疗方案的选择

（1）抗菌谱的选择参考表4-1。

（2）氟康唑主要以原形经肾脏排泄,伊曲康唑、伏立康唑的注射剂含有经肾脏排泄的赋形剂,所以肾功能不全时宜选卡泊芬净。

（3）三唑类有较多的肝代谢方面药物相互作用,故合并用药较多或肝功能不全者宜选卡泊芬净。

（4）氟康唑主要以原形经肾脏排泄,故尿路感染宜选择。

（二）剂量和给药途径的确定

（1）氟康唑需要根据肌酐清除率调整剂量。

（2）两性霉素B需遮光缓慢静滴,剂量从2.5 mg/kg起逐渐加量。

（3）肾功能不全者如必需使用伏立康唑,可选择口服。

（4）两性霉素B(非脂质制剂)可用于局部用药,如雾化吸入、鞘内注射、眼内注射、制成阴道栓剂等。

（三）药物不良反应的监护

（1）三唑类的肝毒性,以及由于影响其他药物代谢而引起的合并用药的不良反应。

（2）两性霉素B的肾毒性、全身反应。

（3）磺胺类的过敏反应、肝毒性、肾毒性、血液毒性。

二、常见用药错误归纳与要点

（一）常规使用伏立康唑（特别是口服）经验性治疗

最常见的白念珠菌感染（非菌血症）首选药物是氟康唑，重症患者首选棘球白素类。伏立康唑只在曲霉菌或近平滑念珠菌感染时才作首选，然后这需要有更多的证据支持病原学诊断。

（二）肾功能不全患者使用伏立康唑或伊曲康唑静脉注射

这种选择的出发点是认为伏立康唑、伊曲康唑主要经肝脏代谢消除而不会因肾功能不全而继续。但是，忽略了注射剂中赋形剂通过肾脏排泄的问题。

（三）伊曲康唑口服序贯治疗

伊曲康唑口服生物利用度差，不宜用于侵袭性真菌感染，一般只用于浅表真菌感染。

（四）用药至症状、体征好转后72～96 h即停药

真菌感染不同于普通细菌，疗程在不同个体差异较大，需要用至影像基本消失、病原学检查阴性后至少2周，总疗程一般大于6周。

第五节 规范化药学监护路径

侵袭性真菌感染的治疗须根据患者病理生理特点,个体化选择品种、剂量。即使规范用药,初始经验治疗也可能无效,因此需要及时修改病原学诊断和调整药物,并且要与非感染因素相鉴别。建立药学监护路径(表4-3),可帮助临床药师及时观察。

表4-3 侵袭性真菌感染药学监护路径

适用对象:诊断为侵袭性真菌感染

住院号:＿＿＿＿＿ 姓名:＿＿＿＿＿

性 别:＿＿＿＿＿ 年龄:＿＿＿＿＿

发病前是否有其他感染:＿＿＿＿＿＿＿＿

主要基础疾病:＿＿＿＿＿＿＿＿

日 期	主要用药调整	监护点	相关临床表现	备 注
(第1天必填)	(初始抗感染方案)	疗效药物不良反应	(疗效相关表现:症状、血常规、PCT等)(不良反应相关表现)	如用三唑类,记录可能产生相互作用的其他药物
(第2天必填)	(剂量是否调整)	肝、肾功能	(肝、肾功能检查结果)	注意肾功能是否适宜使用伊曲康唑和伏立康唑的注射剂

（续表）

日　期	主要用药调整	监护点	相关临床表现	备　　注
（第4天必填）	（方案是否调整）	疗效药物不良反应	（疗效相关表现）（不良反应相关表现）	—
（如有调整，重复第2、4天）	（方案是否调整）	疗效	（疗效相关表现）	—
（如无调整每4天填1次，直至出院）	—	—	—	—
（其他用药，需要监护的选填）	—	—	—	—
出院	（口服序贯治疗用药）	—	—	嘱患者每周随访

监护药师：

张　磊　童姗姗

118

第五章

急性肾盂肾炎

第一节 疾病基础知识

急性肾盂肾炎（acute pyelonephritis）是由病原微生物在肾实质异常繁殖所致的急性炎症，是通常所指的上尿路感染。如伴有泌尿系统解剖结构和（或）功能异常、肾脏基础疾病和（或）全身性疾病导致的机体免疫功能低下，称为急性复杂性肾盂肾炎。

【病因和发病机制】

1. 病因 细菌、病毒、真菌、支原体、衣原体等均可引起尿路感染，革兰氏阴性杆菌为尿路感染最常见致病菌，其中以大肠杆菌最为常见，约占全部尿路感染的85%，其次为克雷伯菌、变形杆菌、柠檬酸杆菌属等。5% ～ 15%的尿路感染由革兰氏阳性菌引起，主要是肠球菌和凝固酶阴性的葡萄球菌。真菌感染较少见，致病菌多为念珠菌。沙眼衣原体的感染常发生于有不洁性交史的患者。

2. 发病机制 绝大多数尿路感染是由细菌上行感染引起，即细菌经尿道上行至膀胱，有30% ～ 50%继续经输尿管上行至肾盂引起感染。小于2%的病例是由血行感染引起，即细菌从体内的感染灶侵入血流，到达肾脏引起感染。一般认为，在机体防御功能受损的情况下，特别是存在各种易感因素，如尿路梗阻、膀胱输尿管反流及其他尿路畸形和结构异常、导尿或留置导尿、膀胱镜检查、妊娠、免疫功能低下或存在慢性肾脏病的情况下，致病力较强的细菌到达肾盂并繁殖，从而引起急性肾盂肾炎。

【诊断要点】

1. 临床表现　临床表现为发热、寒战、腰痛和(或)下腹部痛、肋脊角及输尿管点压痛,肾区压痛、叩击痛伴或不伴尿急、尿频、尿痛等膀胱刺激症状,可有恶心、呕吐、腹泻等消化道症状。

2. 实验室检查及其他辅助检查

(1)实验室检查:尿常规检查可有白细胞尿、血尿、蛋白尿,部分可见白细胞管型。血常规可见白细胞计数升高,中性粒细胞增多及核左移。血沉可增快。清洁中段尿定量细菌培养在急性单纯性肾盂肾炎中,细菌培养 $\geq 10^4$ CFU/mL 即可诊断;在复杂性肾盂肾炎,女性 $\geq 10^5$ CFU/mL;男性 $\geq 10^4$ CFU/mL;导尿管尿液 $\geq 10^4$ CFU/mL 可以诊断。肾功能检查可见有尿浓缩功能障碍。

(2)其他辅助检查:如存在复杂因素,B超及X线可发现结石、梗阻、反流、畸形等。

【治疗】

1. 治疗原则　首次发生的急性肾盂肾炎的致病菌80%为大肠杆菌,在留取中段尿细菌检查标本后应立即开始治疗,首选对革兰氏阴性杆菌有效的药物。用药后48～72 h仍未显效,则应按药敏试验选择有效药物治疗。要求抗菌药物在尿和肾内的浓度都要高,宜选用肾毒性小的杀菌药,必要时联合用药,疗程一般14 d。对于复杂性尿路感染,应在抗感染治疗同时,尽可能去除潜在的复杂因素,同时联合抗菌药物治疗4～6周。

2. 治疗方法

(1)一般治疗:急性期注意休息,多饮水、勤排尿。膀胱刺激征和血尿明显者,可口服碳酸氢钠片1 g t.i.d.。

(2)抗感染治疗:病情较轻者可在门诊口服药物治疗,可选用喹诺酮类(左氧氟沙星)、半合成青霉素类(阿莫西林)、头孢菌素类(头孢他啶)等,疗程为14 d。严重感染全身中毒症状明显者可住院治疗,应静脉给药,必要时联合用药。热退3 d后改为口服给药,完成2周治疗。在氟喹诺酮类药物耐药性较高和ESBL阳性的大肠杆菌的地区,初次用药可使用 β−内酰胺酶复合制剂、氨基糖苷类或碳氢霉烯类药物治疗。经过治疗仍有发热者,应注意肾盂肾炎并发症,如肾盂积脓、肾周脓肿、感染中毒症等。

第二节 经典案例

案例一

（一）案例回顾

【主诉】

尿急、尿痛1周，发热3 d。

【现病史】

患者，女，53岁。1周前无明显诱因出现尿急、尿痛、腰酸、小便腥臭味，无腹痛、腹泻、腹胀、恶心、呕吐，无低热、盗汗，无咳嗽、咳痰，患者未重视，未行特殊治疗。3 d前出现发热，最高体温40.5℃，伴畏寒、寒战，遂至我院急诊就诊，查尿常规示WBC 1 714/μL，RBC 160/μL，U-Pro(++)。血常规：NEUT% 83.2%，CRP 31.07 mg/L。上腹部CT：两肾盂、输尿管壁稍厚，周围渗出性改变。考虑为"急性肾盂肾炎"，予以左氧氟沙星、头孢美唑抗感染治疗，收入院。发病以来，精神状态一般，体力情况一般，食欲食量较差，睡眠情况良好，大便正常，尿量正常，体重无明显变化。

【既往史】

20余年前因"阑尾炎穿孔、继发性腹膜炎"行手术治疗。1年前因胃恶性肿瘤行胃体癌根治术，术中输血2 U，术后病理结果示低分化腺癌，部分印戒细胞癌，目前无规则治疗。

【社会史、家族史、过敏史】

无食物、药物过敏史。

【体格检查】

T 37.0℃，P 77次/min，R 16次/min，BP 135/98 mmHg。腹平坦，无腹壁静脉曲张，中上腹可见一长约8 cm纵行手术瘢痕，下腹可见一长约5 cm纵行手术瘢痕。腹部柔软，无压痛、反跳痛，腹部无包块。肝脏肋下未触及，脾脏肋下未触及，Murphy征阴性，双侧中上输尿管点无压痛，肾区无叩击痛，叩鼓音，无移动性浊音。肠鸣音未见异常。

【实验室检查及其他辅助检查】

1. 实验室检查

（1）血常规：NEUT% 83.2%（↑），CRP 31.07 mg/L（↑）。

（2）尿常规：白细胞1 714/μL（↑），红细胞160/μL（↑），尿蛋白（++）。

2. 其他辅助检查

（1）上腹部CT：① 胆囊炎；② 胃术后改变；③ 两肾盂、输尿管壁稍增厚，周围渗出性改变；④ 两肺下叶炎症。

（2）下腹部CT：① 子宫增大伴子宫肌瘤可能；② 右侧结肠旁结节状影，考虑炎性改变。

（3）胸部CT：① 两肺下叶炎症；② 脂肪肝。

【诊断】

（1）急性肾盂肾炎。

（2）胃恶性肿瘤史。

（3）慢性胆囊炎。

【用药记录】

1. 抗感染　注射用头孢美唑钠2 g+0.9%氯化钠注射液100 mL iv.gtt b.i.d.（d1-6），头孢地尼分散片100 mg p.o. t.i.d.（出院带药）。

2. 补钾　氯化钾缓释片1 g p.o. t.i.d.（d2-6）。

3. 免疫增强　注射用胸腺法新1.6 mg s.c. q.d.（d1-6）。

4. 支持　维生素C注射液1 g+维生素B_6注射液0.2 g+5%葡萄糖氯化钠注射液250 mL iv.gtt q.d.（d1-6）。

【药师记录】

入院第2天：体温正常，仍有轻微腰酸，无尿频、尿急、尿痛、肉眼血尿等。双侧中上输尿管点无压痛，双肾区无叩击痛。予以头孢美唑经验性抗感染治疗。

入院第3天：患者精神状态良好，无明显不适。尿常规：红细胞0，白细胞 23/μL。中段尿培养（－）。血常规：CRP 10.08 mg/L（↑），其余正常；PCT 0.13 ng/mL（↑）。生化：K^+ 2.97 mmol/L（↓），其余正常。加用氯化钾缓释片口服。

入院第6天：体温正常，无不适症状。血常规、尿常规、电解质、降钙素原复查均为阴性。病情稳定，出院。出院带药：头孢地尼片。

（二）案例分析

【抗感染治疗】

典型的急性肾盂肾炎，针对大肠杆菌给予头孢美唑及头孢地尼。肺部虽有影像提示的炎症灶，但患者无呼吸道症状、体征，不考虑针对其进行治疗。即使作为CAP治疗，头孢美唑单药亦可。肾盂肾炎一般疗程14 d，故住院静脉用药6 d后出院继续口服1周。

临床药师观点：头孢美唑为头霉素类抗菌药，抗肠杆菌作用与头孢三代相似，同时具有抗脆弱拟杆菌（厌氧菌）作用，这是头孢菌素类所不具备的。患者无尿路梗阻或结构异常的病史，所以厌氧菌感染的风险小。使用第二、三代头孢菌素即可。

（三）药学监护要点

1. 监测感染相关表现　精神状态、食欲、体温、尿路症状、血常规、尿常规、PCT、病原学检查等。

2. 监测药物不良反应　头孢美唑的过敏反应。患者原有胃部肿瘤史，注意氯化钾缓释片的胃肠道反应。

案例二

（一）案例回顾

【主诉】

畏寒发热3 d。

【现病史】

患者，女，45岁。患者于3 d前无明显诱因出现畏寒，伴腰酸、心悸，自行口服感冒药未见好转，就诊于急诊，测得T 39.7℃。予以左氧氟沙星及头孢美唑等抗感染退热治疗，患者发热好转。发病以来，精神状态良好，食欲食量一般，睡眠一般，大小便正常，体重无明显变化。

【既往史】

高血压病史1年，口服氨氯地平、氯沙坦钾氢氯噻嗪片控制血压可。曾行腹腔镜卵巢摘除术，否认心脏病、糖尿病等慢性疾病及其他手术、外伤史。

【社会史、家族史、过敏史】

已婚已育。从事其他劳动工作。无药物食物过敏史。

【体格检查】

BP 120/75 mmHg，R 20次/min。神志清楚，精神一般，体格检查合作，步入病房。全身皮肤黏膜无黄染，全身浅表淋巴结无肿大。口唇无发绀，颈软无抵抗，气管居中，颈静脉无怒张，甲状腺无肿大，无压痛、震颤、血管杂音。胸廓未见异常，呼吸规整，胸骨无压痛。双肺叩诊清音，双肺呼吸音清，未闻及干湿啰音。心浊音界未见异常，HR 102次/min，律齐，未闻及病理性杂音。腹平坦，无腹壁静脉曲张，无压痛、反跳痛，肝、脾肋下未触及，Murphy征阴性，肠鸣音未见异常，4次/min。双下肢无水肿。四肢肌力、肌张力未见异常，双侧Babinski征阴性。

【实验室检查及其他辅助检查】

1. 实验室检查

（1）血常规：WBC 6.09×10^9/L，NEUT% 85.7%（↑），CRP 125 mg/L

（↑）。

（2）PCT：0.41 ng/mL。

2. 其他辅助检查

（1）上腹部CT：① 左肾及输尿管扩张及周围炎性改变。② 不均匀脂肪肝。③ 腹股沟淋巴结稍肿大。

（2）下腹部CT：① 左侧输尿管下段显示欠清。② 子宫不规则增大。

【诊断】

（1）急性肾盂肾炎。

（2）高血压3级,极高危。

【用药记录】

1. 抗感染　左氧氟沙星注射液 0.5 g+0.9%氯化钠注射液 500 mL iv.gtt q.d.（d1~2）,头孢替安 1.0 g+0.9%氯化钠注射液 100 mL iv.gtt b.i.d.（d1~2）,美罗培南 0.5 g+0.9%氯化钠注射液 100 mL iv.gtt q8h.（d3~7）。

2. 控制血压　苯磺酸氨氯地平片 5 mg p.o. q.d.（d1~7）,氯沙坦钾氢氯噻嗪片 100 mg p.o. q.d.（d1~7）。

3. 支持　维生素C注射液 2 g+10%氯化钾注射液 15 mL+5%葡萄糖注射液 500 mL iv.gtt q.d.（d1~2）,氯化钾缓释片 1 g p.o. b.i.d.（d2~7）。

【药师记录】

入院第2天：仍有畏寒发热,晨起体温39.2℃,精神、食欲、睡眠欠佳,其余正常。继续予以头孢替安、左氧氟沙星抗感染。

入院第3天：仍有发热,精神、食欲、睡眠欠佳,其余正常。辅助检查：PCT 0.26 ng/mL,血常规：WBC 4.23×10^9/L,NEUT% 81.7%（↑）,CRP 124.26 mg/L（↑）。改用美罗培南抗感染。

入院第5天：体温正常,精神食欲睡眠欠佳,其余正常。肾脏CTU未见明显异常。维持目前治疗。

入院第7天：未诉特殊不适。BP 120/78 mmHg。一般情况可。病情好转,下午出院,出院继续口服法罗培南1周。

（二）案例分析

【抗感染治疗】

典型的急性肾盂肾炎病史,针对大肠杆菌给予左氧氟沙星、头孢替安初始经验性治疗。72 h后评价疗效,未好转,考虑产ESBL菌株可能,给予美罗培南。

临床药师观点:左氧氟沙星和头孢替安对大肠杆菌作用相似,且尿液分布都比较好,所以初始治疗选择其一即可。

（三）药学监护要点

1. 监测感染相关表现　精神状态、食欲、体温、血压、尿路症状、血常规、尿常规、PCT、病原学检查等。

2. 监测药物不良反应　左氧氟沙星可导致失眠、静脉炎、胃肠道反应、光过敏、肌腱损害等。美罗培南的中枢神经系统反应,如失眠等。

案例三

（一）案例回顾

【主诉】

发热、乏力、尿频、尿痛、尿急1周余入院。

【现病史】

患者,男,66岁。无诱因下全身发热、尿频尿急,予以左氧氟沙星治疗3 d后缓解,停药,8 d后又出现发热、尿频、尿急、尿痛,无腰痛、恶心呕吐、腹泻等不适,急诊给予拉氧头孢、阿奇霉素抗感染,复方氨基比林退热等治疗,收入院。发病以来,精神食欲一般,大便正常,双下肢无水肿。

【既往史】

有甲状腺腺瘤手术史,目前无规则治疗。否认高血压等慢性疾病。

【社会史、家族史、过敏史】

已婚已育。已退休。无食物药物过敏史。

【体格检查】

BP 138/89 mmHg，R 18次/min。神志清楚，精神良好，体格检查合作，步入病房。全身皮肤黏膜无黄染，全身浅表淋巴结无肿大。口唇无发绀，颈软无抵抗，气管居中，颈静脉无怒张，甲状腺无肿大，无压痛、震颤、血管杂音。胸廓未见异常，呼吸规整，胸骨无压痛。双肺叩诊清音，双肺呼吸音清，未闻及干湿啰音。心浊音界未见异常，HR 84次/min，律齐，未闻及病理性杂音。腹平坦，无腹壁静脉曲张，无压痛、反跳痛，肝、脾肋下未触及，Murphy征阴性，肠鸣音未见异常，4次/min。双下肢无水肿。四肢肌力、肌张力未见异常，双侧Babinski征阴性。

【实验室检查及其他辅助检查】

1. 实验室检查

（1）血常规：WBC $8.02×10^9$/L（↑），NEUT% 92.5%（↑）。

（2）尿常规：白细胞 24/μL，上皮细胞 6/μL，蛋白质（++），葡萄糖（++），酮体（+），尿胆原（++）。

2. 其他辅助检查　腹部CT：两肾周脂肪间隙稍模糊。

【诊断】

急性肾盂肾炎。

【用药记录】

1. 抗感染　拉氧头孢 2.0 g+0.9%氯化钠注射液 100 mL iv.gtt b.i.d.（d1-8）

2. 支持　维生素C注射液 2 g+5%葡萄糖注射液 500 mL iv.gtt q.d.（d2-3），维生素C注射液 2 g+10%氯化钾注射液 10 mL+5%葡萄糖注射液 500 mL iv.gtt q.d.（d3-8）。

【药师记录】

入院第2天：仍有发热，T 37.7℃，精神食欲欠佳，其余一般情况可。以拉氧头孢单药治疗。

入院第3天：无发热，无尿频、尿急、尿痛。血常规：WBC $2.02×10^9$/L（↓），NEUT% 72%，PLT $119×10^9$/L（↓），CRP 91.16 mg/L

（↑），PCT 0.33 ng/mL（↑）。维持抗感染治疗方案。

入院第7天：无特殊不适。患者病情好转，继续目前治疗。

入院第9天：无特殊不适。血常规：WBC 5.21×10^9/L，NEUT% 65.3%，CRP 5.96 mg/L，PCT 0.08 ng/mL。腹部CT检查：① 左两肾周筋膜稍增厚；② 腹主动脉硬化。病情好转，出院。

（二）案例分析

【抗感染治疗】

患者为典型的肾盂肾炎，肾盂肾炎一般疗程需要14 d，而该患者首次治疗仅3 d，症状缓解即停药，导致病情反复。

临床药师观点：① 拉氧头孢属于氧头孢烯类，与头霉素类相似，抗肠杆菌作用与第三代头孢菌素相似，同时其另外一个鲜明的特点是有抗脆弱拟杆菌（厌氧菌）作用，这是头孢菌素类所不具备的。患者为男性，无尿路梗阻或结构异常的病史，所以厌氧菌感染的风险小。使用第二、三代头孢菌素即可。患者入院前的治疗经过提示左氧氟沙星有效，只因疗程不足而复发，所以再次使用左氧氟沙星亦可。② 阿奇霉素主要以原形经胆汁排泄，仅12%原形经肾脏排泄，故不适宜用于泌尿系统感染，仅少数情况如非典型病原体（如解脲支原体）感染时作为二线药物使用（一线仍为左氧氟沙星）。

（三）药学监护要点

1. 监测感染相关表现　精神状态、食欲、体温、尿路症状、血常规、尿常规、PCT、病原学检查等。

2. 监测药物不良反应　拉氧头孢的过敏反应。

案例四

（一）案例回顾

【主诉】

发热伴尿频、尿急、尿痛4 d。

【现病史】

患者，男，53岁。患者于4 d前劳累、着凉后突然出现发热，体温最高40℃,伴尿急、尿痛、腰痛、腰酸、乏力,小便每天10次左右,每次量少。无腹痛、腹泻、腹胀、恶心、呕吐。前天于我院急诊就诊,查血常规示:WBC 17.44×10^9/L($\uparrow$),NEUT% 86.1%($\uparrow$),CRP 45.36 mg/L($\uparrow$)。尿常规:隐血($\pm$),白细胞 410/μL($\uparrow$),红细胞 17/μL($\uparrow$)。B超示:前列腺增生钙化。予赖氨匹林、热毒宁退热治疗,后体温仍有反复。收入院。发病以来,患者无咳嗽、咳痰,无胸闷、心慌、气短,精神状态一般,体力情况一般。食欲食量较差,睡眠情况较差,大便正常,小便如上所述,体重无明显变化。

【既往史】

否认肝炎、结核、疟疾、血吸虫病史。否认高血压、心脏病、糖尿病、脑血管疾病、精神疾病史。否认手术、外伤、输血史。

【社会史、家族史、过敏史】

否认家族性遗传性及传染病史。无吸烟饮酒史。无药物、食物及其他物品过敏史。

【体格检查】

T 38.8℃,HR 110次/min,BP 108/63 mmHg,R 18次/min。一般状况可,心、肺、肝、脾未见异常,腹平坦,无腹壁静脉曲张,腹部柔软,无压痛、反跳痛,肝、脾肋下未触及,Murphy征阴性,肾区无叩击痛,无移动性浊音。肠鸣音未见异常,4次/min。

【实验室检查及其他辅助检查】

1. 实验室检查

(1)血常规:WBC 17.1×10^9/L($\uparrow$),NEUT% 86.1%($\uparrow$),CRP 45.36 mg/L($\uparrow$)。

(2)尿常规:隐血($\pm$),白细胞:410/μL,红细胞17/μL。

2. 其他辅助检查　超声:前列腺增生伴钙化。

【诊断】

急性肾盂肾炎。

【用药记录】

1. 抗感染　头孢美唑钠 2 g+0.9%氯化钠注射液100 mL iv.gtt

b.i.d.（d1–7）。

2. 前列腺增生　非那雄胺片 5 mg p.o. q.d.（d3–5），坦洛新缓释胶囊 0.2 mg p.o. q.n.（d3–5）。

3. 补充电解质　10%氯化钾注射液 10 mL+0.9%氯化钠注射液 500 mL iv.gtt q.d.（d3–5）。

【药师记录】

入院第1天：初步诊断急性肾盂肾炎，经验性予头孢美唑抗感染治疗。

入院第2天：免疫，IgE 163.0 IU/mL（↑），总补体 49.7U/mL（↑）。游离 PSA 7.76 ng/mL（↑），总 PSA 31.59 ng/mL（↑）。PCT 1.14 ng/mL（↑）。尿常规：隐血（+），酮体（±），白细胞酯酶（++），红细胞59/μL（↑），白细胞438/μL（↑）。血常规：CRP 176.9 mg/L（↑），Hb 116 g/L（↓），WBC 10.60×10^9/L（↑），NEUT% 76.6%。血糖：空腹血糖 6.66 mmol/L（↑），HbA1c 6.0%（↑）。生化：ALB 31.2 g/L（↓），AST 14 U/L，BUN 2.87 mmol/L，Cr 56 μmol/L，K^+ 3.47 mmol/L（↓）。B超：前列腺增生伴钙化；残余尿15 mL。胸部CT：① 右肺中叶、左肺舌叶舌段及两肺下叶散在慢性炎症；② 左肺下叶小肺大疱。继续抗感染治疗方案。

入院第3天：患者今晨仍有发热，体温最高达39.1℃。前列腺肿瘤指标异常，建议进一步行前列腺MRI及前列腺穿刺，患者目前表示不考虑。

入院第6天：患者今日无不适主诉，体温正常。神清，精神可，双肺呼吸音清晰，双侧肺未及干、湿啰音，腹软，肾区无叩击痛，双侧中上输尿管点无压痛，双下肢无水肿。辅助检查：血常规：WBC 7.8×10^9/L，NEUT% 76.6%，CRP 10.71 mg/L。尿常规：隐血（±），红细胞6/μL。PCT 0.2 ng/mL。

入院第7天：病情稳定，出院，带药：头孢克肟胶囊 100 mg p.o. b.i.d.（出院后继续服用12 d），非那雄胺片 5 mg p.o. q.d.，坦洛新缓释胶囊 0.2 mg p.o. q.n.。

（二）案例分析

【抗感染治疗】

患者为典型的肾盂肾炎。头孢美唑可覆盖大肠杆菌，包括部分产ESBL菌株，对葡萄球菌亦有作用。

临床药师观点：头孢美唑的抗肠杆菌作用与第三代头孢菌素相似，同时其另外一个鲜明的特点是有抗脆弱拟杆菌（厌氧菌）作用，这是头孢菌素类所不具备的。患者为男性，无尿路梗阻或结构异常的病史，所以厌氧菌感染的风险小。使用第二、三代头孢菌素即可。

（三）药学监护要点

1. 监测感染相关表现　精神状态、食欲、体温、尿路症状、血常规、尿常规、PCT、病原学结果等。

2. 监测药物不良反应　头孢美唑的过敏反应。坦洛新可能导致头晕、血压下降、心率加快等不良反应，特别是起夜时要小心，动作宜慢。

案例五

（一）案例回顾

【主诉】

间断性腰背部疼痛不适2年，发热伴尿急尿频3 d。

【现病史】

患者，男，68岁。2年无明显诱因下出现腰背部疼痛不适，左侧明显，无尿急、尿痛、发热、肉眼血尿。无腹痛、腹泻、腹胀、恶心、呕吐、盗汗、消瘦。疼痛持续时间较短，可自行缓解。入院3 d前患者无明显诱因下出现发热，伴尿急尿频、纳差、恶心等不适，未处理，入院当天再次出现发热，T 39.0℃，尿常规：尿蛋白（++），葡萄糖（+++），隐血（++），白细胞308/μL（↑）。生化：Cr 117 μmol/L（↑），K$^+$3.05 mmol/L（↓），GLU 15.34 mmol/L（↑）。血常规：WBC 25.50×10^9/L（↑），NEUT% 90.0%（↑），CRP 295.87 mg/L

（↑），PCT 1.90 ng/mL（↑）。胸部CT：两肺下叶少许炎症。上腹部CT：左肾结石伴左肾盂积水，周围少许炎性渗出。给予拉氧头孢、莫西沙星抗感染治疗。现收入院。发病以来，精神状态一般，体力情况一般，食欲食量较差，睡眠情况一般，大便正常，尿量正常，体重无明显变化。

【既往史】

否认肝炎、结核、疟疾、血吸虫病史，否认高血压病史，否认糖尿病、脑血管疾病、精神疾病史，2002年曾在外院行甲状腺结节摘除术，否认其他手术、外伤、输血史。

【社会史、家族史、过敏史】

出生于上海，久居本地。无疫源接触史，无粉尘及毒化学物品接触史，无吸烟饮酒史。无药物食物过敏史。

【体格检查】

T 37.0℃，HR 100次/min，BP 117/78 mmHg，R 18次/min。一般状况可，心肺肝脾未见异常，腹平坦，无腹壁静脉曲张，腹部柔软，无压痛、反跳痛，肝、脾肋下未触及，Murphy征阴性，肾区无叩击痛，无移动性浊音。肠鸣音未见异常，4次/min。

【实验室检查及其他辅助检查】

1. 实验室检查

（1）血常规：WBC 25.50×10^9/L（↑），NEUT% 90.0%（↑），CRP 295.87 mg/L（↑），PCT 1.90 ng/mL（↑）。

（2）尿常规：尿蛋白（++），葡萄糖（+++），隐血（++），白细胞308/μL（↑）。

（3）生化：Cr 117 μmol/L（↑），K^+ 3.05 mmol/L（↓），GLU 15.34 mmol/L（↑）。

2. 其他辅助检查

（1）上腹部CT：① 左肾结石伴左肾盂积水，周围少许炎症渗出，两肾囊肿，左肾上腺小腺瘤可能；② 胰腺尾部低密度灶，胰腺头部脂肪浸润；③ 胆囊底部局限性腺肌症可能；④ 脂肪肝。

（2）胸部 CT：两肺下叶少许炎症。

【诊断】

（1）急性肾盂肾炎、左肾结石。

（2）肺部感染。

（3）2 型糖尿病可能。

（4）脂肪肝。

【用药记录】

1. 抗感染　0.9% 氯化钠注射液 100 mL+注射用拉氧头孢 2 g iv.gtt b.i.d（d1—5），注射用青霉素 400 万 U+0.9% 氯化钠注射液 100 mL iv.gtt q12h.（d5—11），左氧氟沙星注射液 0.4 g+氯化钠注射液 250 mL iv.gtt q.d.（d6—11）。

2. 抑酸　0.9% 氯化钠注射液 100 mL+注射用兰索拉唑 30 mg iv.gtt q.d.（d1—11）。

3. 支持　10% 氯化钾注射液 5 mL+辅酶 Q10 氯化钠注射液 250 mL iv.gtt q.d.（d1—6），10% 氯化钾注射液 7.5 mL+维生素 B_6 注射液 0.2 g+氯化钠注射液 250 mL iv.gtt q.d.（d1—6），注射用胸腺法新 1.6 mg s.c. q.d.（d1—6），丙氨酰谷氨酰胺注射液 10 g+复方氨基酸注射液（18AA-Ⅶ）200 mL iv.gtt q.d.（d2），10% 氯化钾注射液 5 mL+丙氨酰谷氨酰胺注射液 10 g+复方氨基酸注射液（18AA-Ⅶ）200 mL iv.gtt q.d.（d3—10），氯化钾缓释片 1 g p.o. t.i.d.（d2—10）。

4. 化痰　注射用氨溴索 120 mg+0.9% 氯化钠注射液 100 mL iv.gtt q.d.（d2—10）。

5. 降糖　瑞格列奈片 1 mg p.o. q.d.（d2—11），阿卡波糖片 50 mg p.o. t.i.d.（d2—11）。

【药师记录】

入院第 1 天：完善检查，经验性给予拉氧头孢抗感染治疗，待尿培养结果回报后及时调整抗菌药物；给予补钾、增强免疫力、护胃等治疗。

入院第 2 天：尿蛋白，尿 α_1 微球蛋白 222.0 mg/L（↑），尿

κ－轻链 162.00 mg/L（↑），尿 β_2 微球蛋白 41.40 mg/L（↑），尿免疫球蛋白 34.1 mg/L（↑）。血生化：ALB 33.6（↓），Cl⁻ 98.7 mmol/L（↑），K⁺ 2.77 mmol/L（↓），Na⁺ 136.0 mmol/L（↓）。HbA1c 7.0%（↑）。血常规：CRP 275.87 mg/L（↑），WBC 19.29×10^9/L（↑），NEUT% 87%（↑）。尿常规：隐血（±），酮体（++），白细胞酯酶（++），蛋白质（++），红细胞 20/μL（↑），白细胞 251/μL（↑）。粪常规，肿瘤标志物，甲状腺功能等未见明显异常。胸部 CT：① 两肺下叶少许炎症，两侧胸膜增厚；② 主动脉及冠状动脉硬化。予以补钾、抗感染、改善心肌功能、降糖、增强免疫、护胃、祛痰、营养等治疗。

入院第 3 天：患者今晨体温仍有升高，38.5℃，伴全身乏力。

入院第 5 天：泌尿外科科会诊意见有以下几点。① 左肾多发结石伴积水；② 结石性肾盂肾炎；③ 前列腺增生。建议继续抗感染对症支持治疗，待病情稳定后行结石外科治疗。

入院第 6 天：患者今晨查房胸闷，乏力较前稍好转，暂无不适主诉。今日患者病情平稳，一般情况可，神志清楚，精神可，睡眠可，饮食可，大小便无异常。体格检查：T 37.2℃，P 80 次/min，R 18 次/min，BP 103/60 mmHg。双肺可闻及少量湿啰音，腹部柔软，无压痛、反跳痛，腹部无包块。肝脏肋下未触及，脾脏肋下未触及，Murphy 征阴性，肾区无叩击痛，叩鼓音，无移动性浊音。双下肢未见明显水肿。辅助检查（血培养+药敏）：粪肠球菌检出，氨苄西林、环丙沙星、呋喃妥因、磷霉素、左氧氟沙星敏感、利奈唑胺、青霉素 G、替考拉宁敏感、替加环素、万古霉素敏感。CRP 93.75 mg/L。血凝常规，尿常规未见明显异常。超声：左肾积水、左肾结石、前列腺增生伴钙化。根据药敏结果予以青霉素抗感染治疗。

入院第 9 天：头晕、乏力较前明显好转，诉便秘，T 36.9℃，BP 96/65 mmHg。血培养：无菌生长。

入院第 11 天：无不适主诉，近 3 d 体温正常。血常规：CRP

50.03 mg/L（↑），WBC 11.17×10^9/L（↑），PCT 0.1 ng/mL。病情好转出院。

出院带药：瑞格列奈片 1 mg p.o. q.d.，阿卡波糖片 50 mg p.o. t.i.d.，阿莫西林胶囊 2 粒 p.o. q.i.d.，磷霉素氨丁三醇散 1 粒 p.o. q.d.，乳果糖口服溶液（按需自理）。

（二）案例分析

【抗感染治疗】

患者为结石继发肾盂肾炎，常见的病原菌为大肠杆菌、肠球菌属、铜绿假单胞菌。拉氧头孢可覆盖大肠杆菌，包括部分产 ESBL 菌株，对铜绿假单胞菌、肠球菌属作用较弱。而肠杆菌科通常的比例占到 80% 以上，故仍作为初始经验性治疗。该患者同时有肺部感染，拉氧头孢亦可覆盖肺炎链球菌、流感嗜血杆菌。药敏结果回报粪肠球菌后根据药敏改为青霉素＋左氧氟沙星。左氧氟沙星亦有一定的抗肠杆菌作用，肾脏分布好。

临床药师观点：① 拉氧头孢属于氧头孢烯类，与头霉素类相似，抗肠杆菌作用以外对脆弱拟杆菌（厌氧菌）也有作用。患者有肾结石，属于复杂性尿路感染，可覆盖厌氧菌。② 患者血肌酐清除率 50 mL/min 左右，青霉素和左氧氟沙星剂量较小，虽然两者肾脏分布好，但治疗肾盂肾炎与治疗下尿路感染不同，比较容易发展为脓毒血症，故仍须按照血流感染的剂量用药。

（三）药学监护要点

1. 监测感染相关表现 精神状态、食欲、体温、尿路症状、血常规、尿常规、PCT、病原学结果等。

2. 监测药物不良反应 拉氧头孢的过敏反应。左氧氟沙星的中枢神经系统反应、胃肠道反应、静脉炎、肌腱损害，氟喹诺酮类也存在肾脏结晶的可能性。兰索拉唑的胃肠道反应。

第三节　主要治疗药物

一、常用治疗方案

急性肾盂肾炎的常用治疗方案见表5-1。

表 5-1　急性肾盂肾炎的治疗方案

病　原　体	药　物　选　择	备　　注
大肠杆菌等肠杆菌科细菌	宜选药物：第二、三代头孢菌素；可选药物：哌拉西林钠他唑巴坦钠、氟喹诺酮类、碳青霉烯类	① 大肠杆菌对氟喹诺酮类耐药率达50%以上。② 头孢曲松主要经胆汁排泄消除，不适于泌尿系统感染。③ 莫西沙星主要经肝脏代谢消除，不适于泌尿系统感染。④ 环丙沙星虽然在尿液中能达到有效浓度，但分布仍不如左氧氟沙星
腐生葡萄球菌、肠球菌属	宜选药物：氨苄西林、阿莫西林；可选药物：氨苄西林钠舒巴坦钠、阿莫西林克拉维酸钾；屎肠球菌需用糖肽类（万古霉素、替考拉宁）	

二、主要治疗药物

急性肾盂肾炎的主要治疗药物见表5-2。

表 5-2　急性肾盂肾炎的主要治疗药物

分　　类	常用品种	特　　点	注意事项
第二代头孢菌素	头孢呋辛		
第三代头孢菌素	头孢他啶、头孢噻肟	见表2-2	见表2-2
β-内酰胺酶抑制剂复方制剂	氨苄西林、阿莫西林的复方制剂 哌拉西林的复方制剂		
碳青霉烯类	亚胺培南、美罗培南、厄他培南	见表2-2	厄他培南无抗非发酵菌作用，也不诱导其耐药，所以更加适合一般不考虑非发酵菌导致的泌尿系统感染
糖肽类	万古霉素、替考拉宁	见表3-2	见表3-2
磷霉素类	磷霉素		

第四节 案例评述

一、临床药学监护要点

（一）治疗方案的选择

（1）抗菌谱的选择参照表5-1。

（2）选择主要以原形经肾脏排泄的药物。

（二）剂量和给药途径的确定

（1）虽为泌尿系统感染，但容易继发脓毒血症，故即使是泌尿系统分布很好的药物也不宜减量。

（2）初始治疗应静脉用药。

（三）药物不良反应的监护

（1）药物过敏反应。

（2）左氧氟沙星的中枢神经系统反应、静脉炎、胃肠道反应、肌腱损害。

二、常见用药错误归纳与要点

（一）常规使用头霉素类或氧头孢烯类经验性治疗

这两类药物的兼具肠杆菌和脆弱拟杆菌（厌氧菌）的作用，通常适用于需要兼顾两者的感染,如腹腔感染。尿路感染的厌氧菌感染的比例很低。

(二)选用莫西沙星或头孢曲松

两者的尿液分布相对较差,在有同类更好药物如左氧氟沙星、头孢他啶、头孢噻肟的情况下不宜选用。

(三)症状、体征好转后即停药

急性肾盂肾炎的疗程一般14 d,不宜过早停药,即使症状好转得很快,也应用足7 d。这种情况在门急诊较为多见,通常是患者自己不来复诊,故需要向患者强调随访时间。

第五节　规范化药学监护路径

急性肾盂肾炎的治疗须根据患者病理生理特点,个体化选择品种、剂量。即使规范用药,初始经验治疗也可能无效,因此,需要及时修改病原学诊断和调整药物,并且要与非感染因素相鉴别。建立药学监护路径(表5-3),可帮助临床药师及时观察。

表5-3　急性肾盂肾炎药学监护路径

适用对象: 诊断为急性肾盂肾炎

住院号: _____　　姓名: _____

性　别: _____　　年龄: _____

主要基础疾病: _____

日　期	主要用药调整	监护点	相关临床表现	备注
(第1天必填)	(初始抗感染方案)	疗效 药物不良反应	(疗效相关表现:症状、血常规、尿常规、PCT等) (不良反应相关表现)	—
(第2天必填)	(剂量是否调整)	肝、肾功能	(肝、肾功能检查结果)	—
(第4天必填)	(方案是否调整)	疗效 药物不良反应	(疗效相关表现) (不良反应相关表现)	—

常见疾病临床药学监护案例分析——感染性疾病分册

日 期	主要用药调整	监护点	相关临床表现	备注
（第8天必填）	（方案是否调整）	疗效 药物不良反应	（疗效相关表现） （不良反应相关表现）	—
（第12天必填）	（方案是否调整）	疗效 药物不良反应	（疗效相关表现） （不良反应相关表现）	—
（如无调整,第15天必填）	（是否停药）	疗效	（疗效相关表现）	—
（如有用药调整,重复用药后第4、8、12、15天）	—	—	—	
（其他用药,需要监护的选填）	—	—	—	

监护药师：

朱竹先　钱万静

第六章

下尿路感染

第一节　疾病基础知识

下尿路感染（lower urinary tract infection, LUTI）通常指膀胱炎（cystitis），是病原微生物在膀胱内异常繁殖所致的炎症。

【病因和发病机制】

1. 病因　大肠杆菌是下尿路感染的主要病原菌，占70%～95%，腐生葡萄球菌占5%～10%，非细菌性病原微生物约占20%，对于伴有生殖系统病变的患者，应排除衣原体、淋球菌、滴虫、真菌和单纯疱疹病毒感染的可能。

2. 发病机制　正常情况下，尿道括约肌对细菌形成一道天然屏障，细菌经尿道上行至膀胱后，机体通过尿液的冲洗、膀胱黏膜的屏障清除入侵细菌，同时尿液及其成分具有抗菌活性，男性前列腺液也具有抗革兰氏阴性肠道菌的作用。如上述屏障受到破坏，尿路存在梗阻、畸形或结构异常、使用器械检查、机体抵抗力低下或者细菌强致病力的情况下，特别是女性妊娠、性生活后、绝经后、男性前列腺肥大等情况下，细菌在膀胱内大量生长繁殖，引起膀胱炎。

【诊断要点】

1. 临床表现　主要表现为膀胱刺激症状，即尿频、尿急、尿痛，可有血尿甚至肉眼血尿，部分伴有排尿困难及耻骨上不适。一般无明显的全身症状，但少数患者可有腰痛、低热（一般不超过38.5℃）。

2. 实验室检查及其他辅助检查

（1）尿常规：可见脓尿和（或）血尿。镜检细菌≥5/HP或清洁中段尿定量细菌培养 ≥ 10^3 CFU/mL。

（2）微生物检查：以大肠杆菌占绝对优势，占70% ～ 95%，腐生葡萄球菌占5% ～ 10%，偶可见其他肠杆菌，如变形杆菌和克雷伯菌等。非细菌性病原微生物约占20%。

【治疗】

1. 治疗原则　如有能够去除的复杂因素，应尽量去除。治疗应以最小的副作用、最少的细菌耐药、最低廉的费用来获得最佳的治疗效果。在无细菌培养和药敏试验结果之前，宜先选用对革兰氏阴性杆菌有效的抗菌药物，如治疗3 d症状仍无改善，则应按药敏试验结果来选择。

2. 治疗方法

（1）首选口服方便的抗菌药物，如复方磺胺甲噁唑、诺氟沙星、环丙沙星、左氧氟沙星、半合成青霉素、头孢菌素类等抗生素，疗程为3 d，约90%的患者可治愈。膀胱炎患者病原菌对常用的抗感染药物左氧氟沙星和头孢菌素的敏感率有所下降，文献报道为55%左右，而对磷霉素和呋喃妥因敏感率较高，因此可作为备选药物。

（2）在男性、症状超过7 d、有留置导尿管、有耐药菌感染的可能时，疗程应延长到7 d。如尿液检查异常而细菌培养阴性，在应考虑衣原体、支原体感染的可能，宜选用半合成四环素类、大环内酯类、磺胺类药物、氟喹诺酮类，与性伙伴同时服用，1个疗程为7 ～ 14 d；在老年女性，应考虑结核、真菌感染、膀胱和尿道憩室炎或憩室脓肿的可能。

第二节　经典案例

案例一

（一）案例回顾

【主诉】

间断性尿频、尿急、尿痛20余年。

【现病史】

患者，女，75岁。患者20余年前无明显诱因出现尿频、尿急、尿痛，夜尿增多，偶伴有尿失禁。给予消炎药（具体不详）治疗后，不适症状好转。此后患者间断性出现该症状。半年前于外院就诊，查尿常规、尿培养等，考虑尿路感染，给予左氧氟沙星、磷霉素等治疗后，效果不佳，后患者出现下腹部有压痛等症状，2个月前来我院就诊，予左氧氟沙星抗感染，尿常规复查正常后出院。1周前患者上述症状再次出现，尿常规：白细胞482/μL，红细胞13/μL，白细胞酯酶（+++），亚硝酸盐（+），蛋白质（－）。发病以来，体力情况良好，食欲食量一般，睡眠情况良好，体重无明显变化，大便正常。

【既往史】

有高血压病史20余年，血压最高180/100 mmHg，长期口服降压药，血压控制可。3年前因胆总管扩张行内镜逆行胰胆管造影术（endoscopic retrograde cholangiopan crea tography，ERCP），8年前行子宫全切术。否认肝炎、结核、疟疾、血吸虫病史，否认心脏病史,否认糖尿病、脑血管疾病、精神疾病史,否认输血史,预防接种史随当地。

【社会史、家族史、过敏史】

已婚已育。否认家族性遗传性及传染病史。有青霉素过敏史,否认食物过敏史。

【体格检查】

T 36.5℃, P 78次/min, R 18次/min, BP 125/80 mmHg。一般状况可,心肺肝脾未见异常,双下肢不肿。

【实验室检查及其他辅助检查】

1. 实验室检查 尿常规:白细胞482/μL,红细胞13/μL,白细胞酯酶(+++),亚硝酸盐(+),蛋白质(-)。

2. 其他辅助检查 无。

【诊断】

(1)尿路感染。

(2)高血压3级,极高危组。

(3)胆总管扩张 ERCP 术后。

(4)子宫全切术后。

【用药记录】

1. 抗感染 注射用亚胺培南西司他丁钠 0.5 g+0.9%氯化钠注射液 250 mL iv.gtt 临时(d1-3)。头孢他啶 1 g+0.9%氯化钠注射液 100 mL iv.gtt b.i.d.(d4-10)。

2. 降压 美托洛尔片 25 mg p.o. q.d.(d1-10);培哚普利吲达帕胺片 4 mg p.o. q.d.(d1-10)。

3. 其他 辅酶Q10氯化钠注射液 250 mL iv.gtt q.d.(d2-5)、人免疫球蛋白 2.5 g+0.9%氯化钠注射液 100 mL iv.gtt q.d.(d2-4)、胸腺法新 1.6 mg s.c. q.d.(d2-10)。

【药师记录】

入院第2天:患者精神食欲睡眠尚可。一般情况可,心肺听诊未见明显异常,腹平软,肝、脾肋下未触及,双下肢无水肿。继续给予抗感染治疗,予注射用亚胺培南西司他丁钠 0.5 g iv.gtt b.i.d.,辅酶Q10氯化钠注射液 250 mL iv.gtt q.d.,人免疫球蛋白 2.5 g iv.gtt q.d.,胸腺法新 1.6 mg s.c. q.d.。

入院第3天:患者主诉小便不适感好转,其余无不适,食欲睡眠可。心肺未见明显异常,腹平软,肝、脾肋下未触及,双下肢无水肿。辅助检查:血常规,CRP 10.65 mg/L(↑),Hb 125 g/L,PLT 307×10^9/L,WBC 7.94×10^9/L,PCT 0.04 ng/mL。生化:ALB 43.2 g/L,ALT 15 U/L,AST 20 U/L。肾功能:BUN 3.53 mmol/L,Cr 66 μmol/L,UA 388 μmol/L(↑)。尿常规:白细胞酯酶(+),上皮细胞 54/μL(↑),白细胞20/μL(↑)。尿衣原体(−)。尿涂片:革兰氏阴性杆菌可见。予亚胺培南西司他丁钠 0.5 g iv.gtt b.i.d. 抗感染治疗。

入院第4天:患者未诉特殊不适,一般情况可,神志清楚,精神可,睡眠可,饮食可,大小便无异常。体格检查:同前。辅助检查:尿液检查示:人型支原体(−),解脲支原体(−),隐血(−),蛋白质(−),红细胞2/μL,白细胞0。尿培养:大肠杆菌(ESBL+)检出,头孢吡肟敏感,磷霉素耐药,亚胺培南敏感,左氧氟沙星耐药,美罗培南敏感,米诺环素敏感,头孢哌酮钠舒巴坦钠耐药,头孢他啶敏感,哌拉西林钠他唑巴坦钠敏感。超声:左肾钙乳症,残余尿阴性。停用亚胺培南西司他丁,根据药敏结果给予头孢他啶1 g iv.gtt b.i.d 抗感染。

入院第8天:患者未诉特殊不适,一般情况可,神志清楚,精神可,睡眠可,饮食可,大小便无异常。辅助检查:尿常规示:隐血(−),亚硝酸盐(−),蛋白质(−),红细胞2/μL,白细胞0。继续当前治疗。

入院第10天:患者未诉特殊不适,一般情况可,神志清楚,精神可,睡眠可,饮食可,大小便无异常。患者目前病情平稳,予出院。

出院带药:米诺环素 0.1 g p.o. q.n.。

（二）案例分析

【抗感染治疗】

患者有盆腔手术史，反复尿路感染，故有复杂性尿路感染的可能。复杂性尿路感染的致病菌中，产ESBL肠杆菌相对较高，初始治疗选用亚胺培南，后根据病原学检查结果调整为头孢他啶，出院带米诺环素。

临床药师观点：米诺环素在体内代谢消除，尿液中原形比例较低，所以从药动学角度不适宜用于尿路感染。但是该患者的药敏试验结果显示敏感的药物中，仅米诺环素有口服制剂。出院时患者已使用有效药物10 d，再用4 d可足疗程，此时需要权衡继续静脉用药的不良反应风险、延长住院的院内感染风险、住院费用与口服用药感染复发风险之间的利弊。哪个方案更好，没有公认标准。

（三）药学监护要点

1. 监测感染相关表现　精神状态、食欲、体温、尿路症状、血常规、尿常规、PCT、病原学结果等。

2. 监测药物不良反应　亚胺培南的中枢神经系统反应。免疫球蛋白、胸腺法新、头孢他啶的过敏反应。出院时嘱患者注意米诺环素的胃肠道反应，随访肝功能。

案例二

（一）案例回顾

【主诉】

尿痛1年余，加重1周。

【现病史】

患者，女，77岁。于1年余前无明显诱因出血尿痛，伴有灼烧感，无明显尿频尿急，无明显腰痛，无发热，予以抗感染等对症治疗后可好转，但症状仍反复。此次为1周前尿痛症状加重，无明显尿频尿急，无明显腰痛，无发热，无咳嗽咳痰，无胸闷气促，外院查尿白细胞3～5/HP，白细胞酯酶（+），蛋白质（－），红细胞（－），收入院。发病以来,患者精神状态良好,体力情况良好,食欲食量良好,睡眠情况良好,大便正常,尿量正常,体重无明显变化。

【既往史】

既往有高血压病史2年,最高收缩压大于180 mmHg,目前替米沙坦降压;否认肝炎、结核、疟疾、血吸虫病史,否认心脏病史,否认糖尿病、脑血管疾病、精神疾病史,既往有右肱骨骨折内固定术史,否认输血史,预防接种史随当地。

【社会史、家族史、过敏史】

已婚已育。否认家族性遗传性及传染病史。有青霉素过敏史,否认食物过敏史。

【体格检查】

T 37.0℃,P 75次/min,R 20次/min,BP 130/80 mmHg。一般状况可,心肺肝脾未见异常,肾区无叩击痛,双下肢无水肿。

【实验室检查及其他辅助检查】

1. 实验室检查 无。

2. 其他辅助检查 无。

【诊断】

(1)尿路感染。

(2)高血压3级,极高危组。

【用药记录】

1. 抗感染 左氧氟沙星 0.4 g+0.9%氯化钠注射液250 mL iv.gtt q.d.(d1–11)。

2. 降压 替米沙坦 80 mg p.o. q.d.(d1–11),氨氯地平片 5 mg p.o. q.d.(d5–11)。

3. 其他 热淋清颗粒 4 g p.o. q.d.(d5–8)。

【药师记录】

入院第2天:患者主诉小便灼烧感有明显好转,精神食欲睡眠尚可。体格检查:BP 125/80 mmHg,一般情况可,心肺听诊未见明显异常,腹平软,肝、脾肋下未触及,双下肢无水肿。继续左氧氟沙星治疗。

入院第3天：患者主诉小便不适感好转，其余无不适，食欲睡眠可。体格检查：BP120/75 mmHg，心肺未见明显异常，腹平软，肝、脾肋下未触及，双下肢无水肿；辅助检查：尿常规，白细胞酯酶(+++)，RBC 0，尿胆原(+)，WBC 192/HP(↑)。血常规：WBC 4.83×10^9/L，ESO% 21.0%(↑)，PLT 154×10^9/L。血生化：ALB 35.7 g/L(↓)，ALP 30 U/L(↓)，BUN 4.56 mmol/L，Cr 59 μmol/L，K^+ 4.09 mmol/L，Na^+ 139.5 mmol/L。

入院5天：主诉小便灼烧感有加重，精神睡眠差，食欲尚可。体格检查：BP120/85 mmHg，一般情况可，心肺听诊未见异常，腹平软，肝、脾肋下未触及，双下肢无水肿。小便：标本污染，菌种>3。

入院第9天：患者主诉无特殊不适，尿道灼烧感有好转，精神食欲睡眠尚可，二便正常。体格检查：BP 144/77 mmHg，一般情况可，无特殊不适，心肺听诊未见明显异常，腹平软，肝、脾肋下未触及，双下肢无水肿。继续当前治疗。

入院第11天：主诉妇科会诊后给予尿道冲洗，病情明显好转，疼痛灼烧感消失，精神佳，食欲、睡眠尚可，二便正常。体格检查：126/ 62 mmHg，心肺检查未见明显异常，腹平软，肝、脾肋下未触及，双下肢无水肿。予出院。

出院带药：左氧氟沙星分散片 200 mg p.o. b.i.d.，氨氯地平片 5 mg p.o. q.d.。

（二）案例分析

【抗感染治疗】

患者近1年反复尿路感染和使用抗菌药物，故耐药菌感染的可能性较高，初始治疗适宜选择哌拉西林钠他唑巴坦钠，但患者青霉素过敏。碳青霉烯类价格较贵，患者感染较轻，故仍首选左氧氟沙星，虽然肠杆菌对左氧氟沙星的耐药率较高，但左氧氟沙星尿液分布很好，故常有效。

临床药师观点：微生物检验中对敏感判定是在一定用法用量

下能达到的血药浓度对血流感染是否有效。所以,对血流感染以外的感染,还要考虑药物分布,分布差的部位,敏感也可能无效;分布好的部位(往往该部位浓度大于几倍的血药浓度),耐药也可能有效。

（三）药学监护要点

1. 监测感染相关表现 精神状态、食欲、体温、尿路症状、血常规、尿常规、PCT、病原学结果等。

2. 监测药物不良反应 左氧氟沙星的过敏反应、静脉炎、光过敏、中枢神经系统反应、肌腱损害,出院时也要嘱患者服药期间少晒太阳,避免重体力活动。

案例三

（一）案例回顾

【主诉】

尿频、尿急5 d,发热1 d。

【现病史】

患者,女,73岁。患者5 d前无明显诱因下出现尿频、尿急,无排尿困难、肉眼血尿。未就医。1 d前开始发热,体温达39.8℃,伴腰酸、腰痛。无咳嗽、咳痰、胸闷、心慌、气短。上腹部CT:右肾结石,右肾盂及输尿管上段稍扩张,积水,右肾周炎性改变。发病以来,精神状态良好,体力情况可,食欲可,睡眠情况良好,大便正常,尿量如前,体重无明显变化。

【既往史】

高血压病史3年左右,血压最高达150/90 mmHg,服用缬沙坦、索他洛尔等药物治疗,血压控制可。6年前曾行左乳腺癌切除术。否认心脏病、糖尿病、脑血管疾病、精神疾病史。否认外伤、输血史。

【社会史、家族史、过敏史】

已婚已育。无疫源接触史,无粉尘及毒化学物品接触史,否认药物、食物过敏史。

【体格检查】

T 37.0℃，P 80次/min，R 18次/min，BP 130/90 mmHg。一般状况可，心肺肝脾未见异常，双下肢无水肿。

【实验室检查及其他辅助检查】

1. 实验室检查

（1）血常规：PCT 1.97 ng/mL（↑）。

（2）肾功能：BUN 6.2 mmol/L，Cr 62 μmol/L。

（3）其他：ProBNP 112pg/mL。

2. 其他辅助检查

（1）胸部CT：右肺中叶内侧段及左肺上叶下舌段少许慢性炎症；主动脉硬化；左乳术后改变。

（2）上腹部CT：右肾结石；右肾盂及输尿管上段稍扩张，积水；右肾周炎性改变。

【诊断】

（1）尿路感染。

（2）高血压1级，中危组。

【用药记录】

1. 抗感染 左氧氟沙星 400 mg+0.9%氯化钠注射液250 mL iv.gtt q.d.（d1-7）；头孢美唑钠 1 g+0.9%氯化钠注射液100 mL iv.gtt b.i.d.（d1-7）。

2. 降压 缬沙坦 80 mg p.o. q.d.（d1-7）；索他洛尔 40 mg p.o. b.i.d.（d1-7）。

【药师记录】

入院第2天：患者无发热，稍有腰酸、腰痛，无其他不适，胃纳正常，二便正常。神志清楚，精神状态一般，双肺呼吸音清，未及干湿啰音，腹平软，无压痛、反跳痛，双下肢不肿。继续当前治疗方案。

入院第3天：患者稍有腰酸，无发热，无其他不适，胃纳正常，二便正常。神志清楚,精神状态一般,双肺清,未及干湿啰音,腹平软,无压痛、反跳痛,双下肢不肿。辅助检查:血常规,CRP < 0.2 mg/L,PCT 3.89 ng/mL(↑),WBC 8.41×10^9/L,NEUT% 77.6%(↑),PLT 156×10^9/L,RBC 3.93×10^{12}/L。血生化:ALB 34.9 g/L(↓),Ca^{2+} 2.05 mmol/L(↓),K^+ 3.39 mmol/L(↓)。尿液分析:隐血(±),白细胞酯酶(+),蛋白质(±),红细胞18/μL(↑),白细胞9 814/μL(↑)。尿蛋白定量:$β_2$微球蛋白(血)2.02 mg/L(↑)。继续当前治疗。

入院第6天:一般情况可,无发热,腰酸较前明显好转,无其他不适,胃纳正常,二便正常。神志清楚,精神状态一般,双肺清,未及干湿啰音,腹平软,无压痛、反跳痛,双下肢不肿。辅助检查:血常规,CRP 11.55 mg/L(↑),PCT 0.31 ng/mL(↑),WBC 5.81×10^9/L。生化:ALB 38.1 g/L,ALT 25 U/L,AST 20 U/L,Cr 48 μmol/L。尿液分析:隐血(−),白细胞酯酶(−),蛋白质(−)。继续目前治疗方案。

入院第7天:患者目前无明显不适,无发热,胃纳正常,二便正常。神志清楚,精神状态一般,双肺清,未及干湿啰音,腹平软,无压痛、反跳痛,双下肢不肿。辅助检查:目前双肾输尿管膀胱未见明显异常。予出院,带药:头孢地尼 50 mg p.o. t.i.d.,缬沙坦 80 mg p.o. q.d.,索他洛尔 40 mg p.o. b.i.d.。

（二）案例分析

【抗感染治疗】

患者是典型的由下尿路感染逐步向肾盂肾炎发展的病例。患者无泌尿系统结构上的基础疾病,首次发病,致病菌考虑最常见的大肠杆菌,选择左氧氟沙星,因其为老年女性,联用头孢美唑,既覆盖肠杆菌又覆盖厌氧菌。

临床药师观点:头孢美唑85%以上以原形经肾脏排泄,泌尿系统的分布也非常好,故不需要联用左氧氟沙星。

（三）药学监护要点

1. 监测感染相关表现　精神状态、食欲、体温、尿路症状、血常规、尿常规、PCT、病原学结果等。

2. 监测药物不良反应　左氧氟沙星的过敏反应、静脉炎、光过敏、中枢神经系统反应、肌腱损害。头孢美唑的过敏反应。

案例四

（一）案例回顾

【主诉】

反复高热、发热伴尿频、尿急2周。

【现病史】

患者，女，69岁。2周前开始出现发热，伴尿频、尿急，无咳嗽、咳痰、腹痛、腹泻、腹胀、恶心、呕吐、盗汗、胸闷、心慌、气短。发病后曾于当地医院就诊，血常规检查提示：WBC 11.73×10^9/L，NEUT% 86.4%。尿常规：白细胞(+++)。予以相关补液治疗（具体不详），症状没有明显缓解。昨日血常规：WBC 9.7×10^9/L，NEUT% 73%，CRP 85.3 mg/L。尿常规：白细胞2 243/μL，红细胞26/μL，尿蛋白(+)。予以莫西沙星及头孢西丁治疗，今尿常规：WBC 246/μL，尿蛋白(+)，尿葡萄糖(+++)。收入院。发病以来，精神状态一般，体力情况一般，食欲食量一般，睡眠情况良好，大便次数减少，尿量情况如前，体重无明显变化。

【既往史】

既往糖尿病病史8年，目前胰岛素30R早12 U，晚12 U，血糖控制欠佳。

【社会史、家族史、过敏史】

生于安徽省亳州市，久居本地，无疫源接触史，无粉尘及毒化学物品接触史。无吸烟、饮酒史。无药物、食物过敏史。

【体格检查】

T 37.5℃，P 82次/min，R 18次/min，BP 124/82 mmHg。一般

状况尚可,心、肺、肝、脾未见异常,双下肢无水肿。

【实验室检查及其他辅助检查】

1. 实验室检查 尿常规:白细胞246/μL,尿蛋白(+),尿葡萄糖(+++)。

2. 其他辅助检查 无。

【诊断】

(1) 尿路感染。

(2) 2型糖尿病。

【用药记录】

1. 抗感染 左氧氟沙星注射液 0.4 g+0.9% 氯化钠注射液250 mL iv.gtt q.d.(d1-6),注射用头孢美唑 2.0 g+0.9% 氯化钠注射液 250 mL iv.gtt q.d.(d1-6)。

2. 降糖 人胰岛素30R注射液12 U s.c.早晚餐前(d1-2),人胰岛素30R注射液16 U s.c.早餐前(d2-3),人胰岛素R注射液早12 U、中8 U、晚10 U s.c.餐前(d3-7),干精胰岛素注射液16 U s.c. q.n.(d3-7)。

3. 通便 乳果糖口服液 30 mL iv.gtt q.d.(d2),比沙可啶片 5 mg p.o. q.n.(d4)。

4. 支持 维生素B$_6$注射液 0.2 g+人胰岛素R注射液12 U+氯化钾注射液 1.5 g+10% 葡萄糖注射液iv.gtt q.d.(d1-2),人胰岛素R注射液6 U+氯化钾注射液 1.5 g+0.9%氯化钠注射液iv.gtt q.d.(d2)。

【药师记录】

入院第2天:体温最高38.5℃。血常规:CRP 45 mg/L(↑),Hb 118 g/L, WBC 6.1×10^9/L, NEUT% 71.3%, PLT 316×10^9/L。尿常规:葡萄糖(++++),白细胞酯酶(±),酮体(++),上皮细胞35/μL(↑),白细胞18/μL(↑)。红细胞沉降率57 mm/h(↑)。血生化:TP 63 g/L(↓), ALB 29.1 g/L(↓), CK 28 U/L(↓), TC 5.68 mmol/L(↑), HDL-C 0.69 mmol/L(↓), LDL-C

4.17 mmol/L（↑），Cr 50 μmol/L，Na$^+$ 135.9 mmol/L（↓），Ca^{2+} 2.0 mmol/L，铁 6.2 μmol/L（↓）。PCT 0.31 ng/mL（↑）。血糖：GLU 19.23 mmol/L（↑），HbA1c 13.9%（↑）。血清游离T$_3$ 2.85 pmo/L（↓）。继续以左氧氟沙星、头孢美唑抗感染。早餐前人胰岛素30R加至16 U。

入院第4天：昨日仍有发热，最高38.4℃，无尿路症状。尿常规：葡萄糖（+++），白细胞酯酶（±），上皮细胞 29/μL（↑），白细胞 28个/μL（↑）。尿培养（-）。继续原方案抗感染治疗。胰岛素调整为1长+3短。

入院第6天：体温正常第3天，无不适。血培养（-）。予以出院。带药头孢地尼分散片和莫西沙星片出院后继续口服。

（二）案例分析

【抗感染治疗】

患者为单纯性尿路感染，常见病原体为大肠杆菌。患者曾在外院治疗过1周左右，虽具体不详，但推测使用的是常规治疗，故入院后采用联合用药，头霉素类对部分产ESBL大肠杆菌亦有作用，泌尿系统分布好。

临床药师观点：① 莫西沙星仅20%以原形经肾脏排泄，在尿路中的浓度较低，不适宜用于尿路感染。② 头孢美唑和头孢西丁均为头霉素类药物，抗菌谱类似，排泄途径均为肾脏排出为主，入院时由头孢西丁改为头孢美唑无意义。③ 头霉素类已有较喹诺酮类好的抗肠杆菌作用，且尿液中分布好，故不用联用喹诺酮类。④ 头孢美唑的说明书推荐用量是每日1～2 g，分2次时，每次应为0.5～1 g。其尿液分布好，没必要加量，且患者为老年人，不宜初始给予大剂量。

（三）药学监护要点

1. 监测感染相关表现　精神状态、食欲、咳嗽、咳痰、肺部啰音、血常规、病原学结果等。

2. 监测药物不良反应　左氧氟沙星可导致失眠、静脉炎、胃

160

肠道反应、光过敏、肌腱损害等。头孢美唑的过敏反应。胰岛素可能导致低血糖。

案例五

（一）案例回顾

【主诉】

尿频、尿急1年，尿痛、发热伴腰痛1d。

【现病史】

患者，女，80岁，55 kg。尿频、尿急症状1年。今晨开始出现发热、尿痛，伴腰痛，全身酸痛，无排尿困难、肉眼血尿，偶有胸闷。无咳嗽、咳痰、心慌、腹痛、腹泻、腹胀、恶心、呕吐，盗汗。收入院。发病以来，精神状态可，体力情况一般，食欲适量减退，睡眠情况一般，大便正常，尿量增多，体重无明显变化。

【既往史】

高血压病史30余年，最高血压180/90 mmHg，口服降压药控制（具体不详），血压控制情况可。冠心病病史7年，口服药物治疗（具体不详）。2型糖尿病病史10余年，规律使用胰岛素（具体不详）治疗，血糖控制尚可。7年前行右眼视网膜脱落术。6年前因"子宫脱垂"行手术治疗。肝炎病史40余年，自述已治愈。

【社会史、家族史、过敏史】

已婚，育有一子一女，否认食物药物过敏史。

【体格检查】

T 38.5℃，P 80次/min，R 18次/min，BP 144/64 mmHg。神志清楚，精神较差，体格检查合作，自动体位。全身皮肤黏膜无黄染，全身浅表淋巴结无肿大。口唇无发绀，颈软无抵抗，气管居中，颈静脉无怒张，甲状腺无肿大，无压痛、震颤、血管杂音。胸廓未见异常，呼吸规整，胸骨无压痛。双肺叩诊清音，双肺呼吸音清，双侧肺可闻及湿啰音。心浊音界未见异常，HR 80次/min，律齐，未闻及病理性杂音。腹膨软，无腹壁静脉曲张，无压痛、反跳痛，肝、脾肋下未触及,Murphy征阴性,肠鸣音未见异常,4次/min。双下肢无水肿。四肢肌力、肌张力未见异常,双侧Babinski征阴性。

【实验室检查及其他辅助检查】

1. 实验室检查

(1)血常规:WBC 13.94×10^9/L($\uparrow$),NEUT% 89.3%($\uparrow$),CRP 15.6 mg/L($\uparrow$),PCT 0.34 ng/mL。

(2)尿常规:白细胞4 912/μL,尿蛋白(+),红细胞42/μL,隐血(+)。

2. 其他辅助检查 胸部CT:①右肺上叶磨玻璃结节,双肺下叶及右肺上叶少许慢性炎症。②主动脉及冠状动脉硬化,心脏稍增大。

【诊断】

(1)尿路感染。

(2)冠状动脉粥样硬化性心脏病,心功能Ⅲ级(NYHA)。

(3)高血压3级,极高危组。

(4)2型糖尿病。

(5)视网膜剥离术后。

(6)子宫脱垂术后。

【用药记录】

1. 抗感染 注射用头孢美唑钠 2 g+0.9%氯化钠注射液 100 mL iv.gtt b.i.d.(d1-4),注射用头孢美唑钠 1 g+0.9%氯化钠注射液 100 mL iv.gtt b.i.d.(d5-7)。

2. 冠心病 阿司匹林肠溶片 100 mg p.o. q.d.(d1-7),阿托伐他汀钙胶囊 20 mg p.o. q.n.(d1-7),坎地沙坦片 8 mg p.o. q.d.(d1-7),比索洛尔片 2.5 mg p.o. q.d.(d1-7),单硝酸异山梨酯片 20 mg p.o. b.i.d.(d1-7),辅酶Q10氯化钠注射液 250 mL iv.gtt q.d.(d1-7)。

3. 降血糖 人胰岛素30R注射液18 U s.c. q.d.+人胰岛素30R注射液14 U s.c. q.d.(d1-7)。

【药师记录】

入院第2天:患者仍有发热,体温为38.3℃,一般情况尚可,

162

心、肝、脾未见异常，双肺呼吸音清，未闻及干湿啰音，双下肢未见水肿。血常规：WBC 9.46×10^9/L，NEUT% 81.0%（↑），CRP 55.31 mg/L（↑）。尿常规：白细胞 258/μL，白细胞酯酶（++）。

入院第3天：T 37℃，无明显不适主诉。体格检查：一般情况尚可，双肺呼吸音清，未闻及干湿啰音，双下肢未见水肿。尿细菌涂片（−），尿衣原体（−）。血生化：Cr 82 μmol/L，肝酶正常。继续予以头孢美唑抗感染、降压、降脂、改善微循环等治疗。

入院第6天：患者体温平稳，无明显不适主诉。体格检查：T 37.0℃，P 82次/min，R 18次/min，BP 136/64 mmHg。B超：脂肪肝，胆囊炎，胆囊结石（充满型），左肾囊肿。

入院第7天：患者一般情况可，神志清楚，精神可，睡眠可，饮食可，大小便无异常。体格检查：T 36.8℃，P 78次/min，R 18次/min。双肺呼吸音清，未闻及干湿啰音，双下肢未见水肿。出院。

（二）案例分析

【抗感染治疗】

患者老年女性，反复尿路症状1年，提示反复尿路感染，并可能有结构异常，按照复杂性尿路感染治疗。使用头孢美唑，既覆盖肠杆菌又覆盖厌氧菌，对一部分产ESBL肠杆菌亦有作用。肾功能检查回报提示肾功能不全时减少剂量。

临床药师观点：① 如按复杂性尿路感染治疗，亦可首选哌拉西林钠他唑巴坦钠，其对产ESBL肠杆菌的疗效较头霉素类更确切，且同样对厌氧菌有作用，还能覆盖铜绿假单胞菌。② 根据头孢美唑的说明书推荐用量每日 1～2 g，初始剂量已经过大，减量后的剂量才是说明书推荐剂量。患者CrCL=41 mL/min，从安全性讲应进一步降低剂量至每次0.5 g。然而，尿路感染有其特殊性，其治疗作用依赖于尿液中的药物浓度，肾功能低下者药物的排泄率低，尿液中浓度低，如减量，尿液浓度可能更低，导致疗效下降。此为肾功能不全者尿路感染治疗中的重要矛盾点。需要临床根据实际情况权衡和监护。

（三）药学监护要点

1. 监测感染相关表现　精神状态、食欲、咳嗽、咳痰、肺部啰音、血常规、病原学结果等。

2. 监测药物不良反应　头孢美唑的过敏反应。胰岛素可能导致低血糖。监测肾功能，及时调整药物剂量。

第三节 主要治疗药物

一、常用治疗方案

下尿路感染的常用治疗方案见表6-1。

表6-1 下尿路感染的治疗方案

人 群	药物选择	备 注
非孕妇	宜选：复方磺胺甲噁唑、呋喃妥因、磷霉素氨丁三醇、阿莫西林克拉维酸钾；可选：头孢氨苄、头孢拉定	
孕妇	宜选：呋喃妥因、头孢克肟；可选：磷霉素氨丁三醇、阿莫西林克拉维酸钾	妊娠足月（38周）禁用呋喃妥因
反复发作者	宜选：哌拉西林钠他唑巴坦钠、氨苄西林钠舒巴坦钠、阿莫西林克拉维酸钾；可选：呋喃妥因、磷霉素、氟喹诺酮类、碳青霉烯类	碳青霉烯类用于重症或伴血流感染者
淋病奈瑟菌尿道炎	宜选：头孢曲松、头孢克肟；可选：头孢噻肟、头孢唑肟	应筛查梅毒；同时检查性伴侣
沙眼衣原体尿道炎	宜选：阿奇霉素；可选：多西环素、米诺环素、红霉素	

二、主要治疗药物

下尿路感染的主要治疗药物见表6-2。

表 6-2　下尿路感染的主要治疗药物

分　类	常用品种	特　点	注意事项
第一代头孢菌素	头孢拉定		
第二代头孢菌素	头孢呋辛		
第三代头孢菌素	头孢克肟		
β-内酰胺酶抑制剂复方制剂	氨苄西林、阿莫西林的复方制剂 哌拉西林的复方制剂	见表2-2	见表2-2
大环内酯类	阿奇霉素、红霉素		
四环素类	多西环素、米诺环素		
碳青霉烯类	亚胺培南、美罗培南、厄他培南	见表2-2	厄他培南无抗非发酵菌作用，也不诱导其耐药，所以更加适合一般不考虑非发酵菌导致的泌尿系统感染
磷霉素类	磷霉素	见表3-2	见表3-2
硝基呋喃类	呋喃妥因	对多数大肠杆菌、克雷伯菌属、腐生葡萄球菌、肠球菌属具抗菌活性	① 禁用于CrCL < 50 mL/min、妊娠后期（38～42周）及分娩者、新生儿。② 缺乏葡糖-6-磷酸脱氢酶患者应用呋喃类药物可发生溶血性贫血。③ 服用6个月以上的长程治疗者偶可发生弥漫性间质性肺炎或肺纤维化

第四节　案例评述

一、临床药学监护要点

（一）治疗方案的选择

（1）主要针对大肠杆菌。

（2）不需要常规覆盖厌氧菌。

（3）青壮年患者不要忽略淋病奈瑟菌、支原体、衣原体感染。

（4）宜选择以原形经肾脏排泄的药物如头孢呋辛、左氧氟沙星、磷霉素等。

（二）剂量和给药途径的确定

（1）在肾功能正常的情况下可以使用说明书推荐的最低剂量。

（2）肾功能不全的患者治疗上存在有效性和安全性的矛盾，可以尝试膀胱冲洗。

（三）药物不良反应的监护

（1）药物过敏反应。

（2）左氧氟沙星的中枢神经系统反应、静脉炎、胃肠道反应、肌腱损害。

（3）大环内酯类、四环素类的胃肠道反应、肝损害。

（4）青壮年患者注意是否怀孕或备孕，如有，避免使用喹诺酮类、四环素类，孕晚期禁用呋喃妥因；男性则避免使用喹诺酮类。

（5）长期使用呋喃妥因者定期查肺部CT。

二、常见用药错误归纳与要点

（一）常规使用头霉素类或氧头孢烯类经验性治疗

这两类药物的兼具肠杆菌和脆弱拟杆菌（厌氧菌）的作用，通常适用于需要兼顾两者的感染，如腹腔感染。下尿路感染的厌氧菌感染的比例很低。

（二）选用莫西沙星或头孢曲松

两者的尿液分布相对较差，在有同类更好药物左氧氟沙星、头孢他啶、头孢噻肟的情况下不宜选用。

第五节 规范化药学监护路径

下尿路感染的治疗须根据患者病理生理特点,个体化选择品种、剂量。即使规范用药,初始经验治疗也可能无效,因此需要及时修改病原学诊断和调整药物,并且要与非感染因素相鉴别。建立药学监护路径(表5-3),可帮助临床药师及时观察。

表 6-3 下尿路感染药学监护路径

适用对象:诊断为下尿路感染(包括复杂性)

住院号: _____ 姓名: _____

性 别: _____ 年龄: _____

主要基础疾病: _____

日 期	主要用药调整	监护点	相关临床表现	备注
(第1天必填)	(初始抗感染方案)	疗效药物不良反应	(疗效相关表现:症状、血常规、尿常规、PCT等) (不良反应相关表现)	—
(第2天必填)	(剂量是否调整)	肝、肾功能	(肝、肾功能检查结果)	—
(第4天必填)	(方案是否调整)	疗效药物不良反应	(疗效相关表现) (不良反应相关表现)	—

日　期	主要用药调整	监护点	相关临床表现	备注
（如无调整，第8天必填）	（是否停药）	疗效	（疗效相关表现）	—
（如有用药调整，重复用药后第4、8天）	—	—	—	—
（其他用药，需要监护的选填）	—	—	—	—

监护药师：

朱竹先　吴　涓　武　丹

第七章

胆道感染

第一节　疾病基础知识

【病因和发病机制】

胆道感染属于胆道外科常见疾病,按发病部位可分为胆囊炎和胆管炎两类。

1. 病因

(1)急性非结石性胆囊炎(acute acalculous cholecystitis)占急性胆囊炎的5% ~ 10%。预后比急性结石性胆囊炎差。见于老年人重病者,如创伤、烧伤、长期胃肠外营养;或者大手术后患者,如腹主动脉瘤或心肺旁路手术后。病因尚不清楚,胆囊胆汁淤滞和缺血可能是发病的原因。此种胆囊炎较常发生胆囊坏死、积脓或穿孔。

(2)急性结石性胆囊炎(acute calculous cholecystitis)是胆囊结石最常见的并发症。其主要病因:胆囊管梗阻、胆汁排出受阻,其中80%是由胆囊结石引起的,尤其是小结石易于嵌顿在胆囊颈部引起梗阻。其他原因有胆囊管扭转、狭窄等。致病菌主要为革兰氏阴性杆菌、厌氧菌等。

(3)急性胆管炎系指胆管不同程度的梗阻合并不同程度的感染而表现出的临床综合征,总病死率10% ~ 30%。急性梗阻性化脓性胆管炎(acute obstructive suppurative cholangitis, AOSC)是胆道感染疾病中的严重类型,亦称为急性重症胆管炎(acute cholangitis of severe type, ACST),系因急性胆管梗阻并继发化脓性感染所致。胆总管结石是最常见的梗阻原因,其他原因还有胆道蛔虫、胆道良性狭窄、吻合口狭窄或肿瘤等。梗阻的部位可在肝内，最多见于胆总管下端。单纯肝内胆管感染又称为肝胆管炎。致病菌几乎都是肠道细菌逆行进入胆管，革兰氏阴性杆菌检出率最高，其中大肠杆菌最常见，铜绿假单胞菌、变形杆菌和克雷伯菌次之，厌氧菌亦多见，也可混合感染。

2. 发病机制

（1）胆囊胆汁排出不畅或梗阻时，胆囊的内环境有利于细菌繁殖和生长，同时胆汁引流能力减弱。原本从肠道逆行进入胆囊的细菌无法正常地随胆汁排出，大量繁殖后引起感染症状。

（2）胆管梗阻越完全，管腔内压越高，病情越重。当胆管内压高达30 cmH$_2$O时，胆汁中的细菌和毒素即可逆行进入肝窦，产生严重的脓毒血症，发生感染性休克。

（3）梗阻后局部释放炎症因子，包括溶血卵磷脂、碘脂酶A及前列腺素等，引起非感染性炎症，与感染产生协同作用，加重症状。

【诊断要点】

1. 临床表现

（1）急性胆囊炎常在进脂肪餐后或夜间发作，表现为右上腹部的剧烈绞痛或胀痛，疼痛常放射至右肩或右背部，伴恶心呕吐，合并感染化脓时伴高热，体温可达40℃。急性非结石性胆囊炎的临床表现不甚典型，但基本相似。早期可有右上腹压痛或叩痛。胆囊化脓坏疽时可扪及肿大的胆囊，压痛明显，范围增大，可出现反跳痛和肌紧张。用手压于右上腹肋缘下，嘱患者腹式呼吸，如出现突然吸气暂停，称为Murphy征阳性，是急性胆囊炎的典型体征。很少出现黄疸，或有轻度黄疸。如果嵌于胆囊管或哈特曼氏（Hartmann）囊的结石引起胆囊炎，同时压迫胆总管，引起胆总管堵塞或者胆结石嵌入肝总管，可引起胆管炎或梗阻性黄疸。

（2）急性胆管炎常有反复发作的胆道病史，胆管梗阻的位置、程度及感染程度的不同，其临床表现也不完全相同。

1）左、右肝管汇合部以上梗阻合并感染者，腹痛轻微，一般无黄疸,以高热寒战为主要表现。腹部多无明显压痛及腹膜炎体征,常表现为肝大。一侧肝管梗阻可出现不对称性肝大、患侧肝区叩痛和压痛。重症胆管炎时,也可出现感染性休克等症状。

2)肝外胆管梗阻合并感染主要表现为上腹部剧烈疼痛、寒战高热和黄疸,是本病的典型症状,又称为夏科氏(Charcot)三联征,为早期症状。当胆管梗阻和感染进一步加重时,可出现低血压和神志改变,与之前的三项称为雷诺尔德(Reynolds)五联征,是诊断AOSC不可缺少的诊断依据。

2. 实验室检查及其他辅助检查

(1)血白细胞和中性粒细胞均明显增高,尿胆红素阳性,血胆红素升高,尤其是直接胆红素升高,ALP升高。多数患者出现代谢性酸中毒。寒战时做血培养,多有细菌生长。

(2)超声检查是主要辅助诊断方法,可显示胆囊增大或胆管扩张、胆囊或胆管壁增厚、胆囊周围渗出,并可探及结石影像。CT检查可获得与B超相似的效果。

【治疗】

1. 治疗原则

(1)禁食。

(2)经验性抗感染治疗覆盖肠杆菌(+/−)、厌氧菌(脆弱拟杆菌)。完善血培养、胆汁培养等病原学检查。

(3)化脓性胆囊炎、坏疽穿孔性胆囊炎、急性胆管炎须尽早手术。

(4)辅以解痉、止痛、支持治疗。

2. 治疗方法

(1)轻度感染首选第一、二代头孢菌素或氟喹诺酮类。

(2)中−重度感染首选β−内酰胺酶抑制剂的复合制剂、第二代头孢菌素或头霉素类药物。

(3)多重耐药菌感染应首选β−内酰胺酶抑制剂的复合制剂,第三、四代头孢菌素,单环类。若首选药物无效可改用碳青霉烯类。

（4）头孢菌素类、左氧氟沙星、单环类可加用硝基咪唑类。头霉素类、β–内酰胺酶抑制剂的复合制剂、碳青霉烯类本身均有良好的抗厌氧菌作用，一般不需要加硝基咪唑类。

第二节　经典案例

案例一

（一）案例回顾

【主诉】

发现胆囊结石2年余,剧烈腹痛1 d。

【现病史】

患者,男,56岁。患者于2年前开始出现腹痛不适,疼痛以中上腹部为甚,呈间歇性发作,外院检查发现胆囊结石,平日自服消炎利胆药物,症状控制尚可,2年期间共发作剧烈腹痛3次,给予相关治疗(具体不详)后症状控制可。7 d前晚上无明显诱因下再次出现中上腹部疼痛,伴有腰背部放射痛,有腹泻,无寒战、发热、皮肤巩膜黄染、恶心、呕吐、呕血、黑便、血便,外院给予相关治疗(具体不详)7 d后症状缓解,入院进一步手术治疗。患病以来,体重无减轻,精神好,胃纳、睡眠佳,小便正常。

【既往史】

否认高血压、糖尿病、心脑血管疾病、精神疾病及手术史。

【社会史、家族史、过敏史】

否认药物、食物过敏史。

【体格检查】

T 36.2℃,P 78次/min,R 18次/min,BP 124/81 mmHg。腹平坦,无腹壁静脉曲张,腹部柔软,中上腹部轻微压痛,无反跳痛,腹部无包块。肝脏肋下未触及,脾脏肋下未触及,Murphy 征阴性,肾区无叩击痛,无移动性浊音。肠鸣音未见异常,4 次/min。

【实验室检查及其他辅助检查】

1. 实验室检查　血常规:WBC 10.3×10^9/L(↑),NEUT% 76%(↑),CRP 32.4 mg/L(↑)。

2. 其他辅助检查　腹部CT:肝左外叶小囊肿,胆囊炎。腹部超声:胆囊炎,胆囊结石。

【诊断】

胆囊结石伴慢性胆囊炎。

【用药记录】

1. 抗感染　奥硝唑注射液 0.5 g iv.gtt b.i.d.(d1-7),注射用头孢美唑 3 g+0.9%氯化钠注射液 100 mL iv.gtt b.i.d.(d1-7)。

2. 止血　注射用白眉蛇毒血凝酶 2 千U i.v. stat.(d2),氨甲环酸氯化钠注射液 1 g iv.gtt stat.(d2)。

3. 保肝　10%氯化钾注射液 10 mL+注射用脂溶性维生素Ⅱ 2瓶+注射用还原型谷胱甘肽 2.4 g+10%葡萄糖注射液 500 mL iv.gtt q.d.(d1-2),多烯磷脂酰胆碱注射液 920 mg+5%葡萄糖注射液 250 mL iv.gtt q.d.(d1-7)。

4. 保护胃黏膜　注射用泮托拉唑 80 mg+0.9%氯化钠注射液 100 mL iv.gtt q.d.(d2-7)。

5. 化痰　注射用氨溴索 90 mg+0.9%氯化钠注射液 100 mL iv.gtt b.i.d.(d2-7)。

6. 扩容　低分子右旋糖酐氨基酸注射液 500 mL iv.gtt stat.(d2)。

7. 支持　丙氨酰谷氨酰胺注射液 20 g+10%氯化钾注射液 0.5 g+注射用脂溶性维生素Ⅱ 2瓶+转化糖电解质注射液 500 mL iv.gtt q.d.(d2)。

【药师记录】

入院第2天:患者生命体征平稳,仍有腹痛,其他情况可。血常规: WBC 12.3×10^9/L($\uparrow$), NEUT% 70%, CRP 20.6 g/L($\uparrow$)。腹部CT: 胆囊结石、胆囊炎。胸片: 两肺未见明显活动性病变。磁共振胰胆管造影术(magnetic resonance cholangiopancreatography, MRCP): 胆囊多发结石、胆囊炎。11:15～12:45在全身麻醉下行"腹腔镜下胆囊切除术"。术前0.5 h予头孢美唑2 g iv.gtt预防感染。手术顺利,术毕安返病房。吸氧,禁食。

入院第3天: 一般情况良好。血常规: WBC 9.6×10^9/L, NEUT% 68%, CRP 15.5 mg/L($\uparrow$)。肝功能: ALT 100 U/L($\uparrow$), AST 82 U/L($\uparrow$), TBIL 22.7 μmol/L($\uparrow$), DBIL 8.0 μmol/L($\uparrow$)。

入院第5天: 已拔出引流管1 d,一般情况良好,可进流质。体格检查: 两肺呼吸音清,未闻及干湿啰音。心律齐,未闻及杂音。腹软,无压痛及反跳痛。肠鸣音4次/min。切口生长良好,无红肿及渗出。血常规: WBC 9.0×10^9/L, NEUT% 65%, CRP 14.5 mg/L($\uparrow$)。肝功能: ALT 60 U/L($\uparrow$), AST 42 U/L($\uparrow$), TBIL 18.2 μmol/L, DBIL 6.5 μmol/L($\uparrow$)。

入院第7天: 一般情况良好,可进软食。体格检查: 两肺呼吸音清,未闻及干湿啰音。心律齐,未闻及杂音。腹软,无压痛及反跳痛。肠鸣音4次/min。切口生长良好,无红肿及渗出。出院。

(二)案例分析

【抗感染治疗】

该患者的胆囊切除术属于Ⅱ类切口。该患者手术预防用药针对的细菌是皮肤定植的以金黄色葡萄球菌为主的 G^+ 球菌、肠道内定植的肠杆菌科(主要是大肠杆菌)和拟杆菌属(主要是脆弱拟杆菌)。给予头孢美唑+奥硝唑预防感染,以覆盖以上病原体。

临床药师观点: ① 该患者在外院经治疗后已症状缓解,入院后属于预防性用药,2015年《抗菌药物临床应用指导原则》推荐第一代头孢菌素、第二代头孢菌素或头孢曲松 ± 甲硝唑,或者单用头霉素类。头孢美唑已有抗拟杆菌作用,不需要联用奥硝唑。② 预防感染24 h即可,最多延长至48 h,大于48 h可增加继发耐药菌感染的风险。该患者使用时间过长。

【营养支持治疗】

患者术后禁食,给予丙氨酰谷氨酰胺注射液,按照说明书,1∶5体积比配制。其他常规补充维生素、电解质等。

临床药师观点:丙氨酰谷氨酰胺为非必需氨基酸,患者如需肠外营养,应同时补充必需氨基酸,单用无意义。

(三)药学监护要点

1. 监测感染相关表现 精神状态、食欲、体温、肠鸣音、伤口情况、引流液性状、血常规、病原学结果等。

2. 监测药物不良反应 头孢美唑的过敏反应。奥硝唑的胃肠道反应和口腔异味。泮托拉唑对食欲的影响。氨基酸溶液渗透压较高,须注意滴速和高渗引起反应如疼痛、心力衰竭等。

案例二

(一)案例回顾

【主诉】

间歇性右上腹疼痛1月余,加重1周。

【现病史】

患者,女,56岁。1个月前在进食晚餐、服用中药后突发右上腹疼痛,伴抽搐,无发热、黄疸、小便深黄等症状,饮用温水、休息后缓解。期间再发1次,症状雷同。此次于1 d前晚餐服用中药后再发,腰背放射痛,伴黄疸、呕吐、小便深黄,无发热、寒战、腹胀、腹泻、嗳气、呕血、便血等症状,休息后症状未缓解,收入院。自发病来,精神休息较好,体力较好,体重无明显变化,大便正常,小便深黄。

【既往史】

类风湿关节炎病史20余年,曾服用甲氨蝶呤片,后因听说甲氨蝶呤药物副作用大,未再服用该药,间断口服NSAID类药物,并在中医院开中药饮片方剂(具体不详)。否认高血压、糖尿病等慢性病史及手术、外伤史。

【社会史、家族史、过敏史】

无饮酒史,有被动吸烟史20年。无药物、食物及其他物品过敏史。

【体格检查】

T 36.7℃,HR 72次/min,BP 108/76 mmHg,R 16次/min。一般状况可,心、肺、肝、脾未见异常,腹平坦,无腹壁静脉曲张,腹部柔软,无压痛、反跳痛,肝、脾肋下未触及,Murphy征阴性,肾区无叩击痛,无移动性浊音。肠鸣音未见异常,4次/min。

【实验室检查及其他辅助检查】

1. 实验室检查

(1) 血常规:WBC 4.6×10^9/L,NEUT% 73.1%,CRP 3.38 mg/L。

(2) 凝血功能正常。

(3) 肝功能:ALT 11 U/L,AST 21 U/L,Cr 57 μmol/L,DBIL 3.3 μmol/L,TBIL 13.9 μmol/L。

(4) 电解质:K^+ 3.92 mmol/L,Na^+ 140.7 mmol/L。

2. 辅助检查

(1) 腹部CT:① 肝左外叶小囊肿。② 胆囊炎。

(2) 腹部超声:① 胆囊炎。② 胆囊结石。

【诊断】

(1) 胆囊结石伴慢性胆囊炎。

(2) 肝囊肿。

(3) 类风湿关节炎。

【用药记录】

1. 预防感染 头孢美唑钠 2 g+0.9%氯化钠注射液250 mL 术前用(d4),奥硝唑氯化钠 0.5 g/100 mL iv.gtt q.d.(d4-7),头孢美唑钠 2 g+0.9%氯化钠注射液250 mL iv.gtt b.i.d.(d4-7)。

2. 化痰 注射用氨溴索 90 mg+0.9%氯化钠注射液10 mL i.v. b.i.d.(d4-6)。

3. 保肝利胆　还原型谷胱甘肽 2.4 g+三磷酸腺苷辅酶胰岛素 60 mg+脂溶性维生素 Ⅱ 2 瓶+10%氯化钾注射液 15 mL+10%葡萄糖注射液 500 mL iv.gtt q.d.(d4-8),多烯磷脂酰胆碱 920 mg+果糖注射液 250 mL iv.gtt q.d.(d4-6),异甘草酸镁 40 mL+10%氯化钾 5 mL+转化糖电解质注射液 500 mL iv.gtt q.d.(d4-6)。

4. 抑酸　注射用兰索拉唑 30 mg+0.9%氯化钠注射液 100 mL iv.gtt b.i.d.(d4-6)。

【药师记录】

入院第 1 天,完善相关检查,择期手术,未用药。

入院第 4 天,于 11:25 ～ 12:05 行腹腔镜胆囊切除术+腹腔镜探查术,手术顺利,术毕安返病房。手术麻醉药引起恶心、呕吐。术后予禁食、吸氧、心电监护。术前预防性应用抗菌药头孢美唑,术后继续用奥硝唑氯化钠和头孢美唑,同时用化痰药氨溴索,保肝利胆药多烯磷脂酸胆碱、异甘草酸镁、还原型谷胱甘肽,对症支持补充脂溶性维生素 Ⅱ、10%氯化钾、葡萄糖、三磷酸腺苷辅酶胰岛素、转化糖电解质。

入院第 6 天,患者一般情况良好,神志清楚。无恶心、呕吐,无其他不适主诉。两肺呼吸音清,心律齐,腹部(－),肠鸣音 7 次/min。切口生长良好,小网膜引流管引流淡血性液体约 10 mL。辅助检查: CRP 11.73 mg/L, WBC 3.9×10^9/L, NEUT% 74.5%, Hb 113 g/L, K^+ 3.21 mmol/L, Na^+ 138 mmol/L, ALB 33 g/L。停用化痰药、转化糖电解质和果糖注射液、多烯磷脂酰胆碱和异甘草酸镁、抑酸药,改低脂半流质饮食。

入院第 7 天,抗菌药物使用 3 d,停药。

入院第 8 天,今晨无不适。两肺呼吸音清,心律齐,腹部(－)。肠鸣音 7 次/min。切口生长良好,无渗血渗液。辅助检查: CRP 21.26 mg/L, WBC 3.1×10^9/L, NEUT% 54.1%, Hb 123 g/L, K^+ 3.31 mmol/L, ALT 30 U/L, AST 30 U/L, Cr 43 μmol/L, ALB 36.4 g/L。病情稳定,出院,带药:胆宁片 3 片 p.o. b.i.d.。

（二）案例分析

【抗感染治疗】

该患者一过性症状后无发热、寒战等，故该患者属于预防性使用。给予头孢美唑＋奥硝唑预防感染，以覆盖肠杆菌和厌氧菌。

临床药师观点：头孢美唑已有良好的抗厌氧菌（脆弱拟杆菌）作用，患者并非重症感染，仅作为预防用药，单用足够。② 预防感染24 h即可，最多延长至48 h，大于48 h可增加继发耐药菌感染的风险。该患者抗菌药物用至术后第3天，术后也无因感染而转为治疗性应用的记录，故使用时间过长。③ 奥硝唑说明书推荐剂量为0.5 g q12h.，该患者0.5 g q.d.剂量不足。

【保肝药物治疗】

术后使用多烯磷脂酸胆碱、异甘草酸镁、还原型谷胱甘肽等多种药物保肝治疗。

临床药师观点：患者肝功能正常，无须使用保肝药物治疗。

（三）药学监护要点

1. 监测感染相关表现　精神状态、食欲、体温、肠鸣音、伤口情况、引流液性状、血常规、病原学结果等。

2. 监测药物不良反应　头孢美唑的过敏反应。奥硝唑的胃肠道反应和口腔异味。兰索拉唑对食欲的影响。出院时嘱咐患者，胆宁片中含有大黄，对肠黏膜有刺激，如持续腹泻可适当减量或来院就诊，且不宜长期服用，否则可能导致慢性肠炎。

案例三

（一）案例回顾

【主诉】

发现肝功能异常3 d，2 d前腹痛1次。

【现病史】

患者，男，64岁。患者于入院3 d前在外院常规体检，查肝功能示ALT 329 U/L，GGT 1 387 U/L，余指标不详，当天夜里出现右上腹疼痛,呈胀痛感,无乏力,尿色发黄,无畏寒、发热,无恶心、呕吐,无皮肤瘙痒、无鼻腔无关节酸痛及牙龈出血,无大便灰白。腹部B超示胆囊结石,胆总管上段内径9 mm,脂肪肝。予山莨菪碱、奥美拉唑、西咪替丁等治疗,腹痛明显缓解。收入感染科。

【既往史】

有糖尿病史。否认手术、外伤史。

【社会史、家族史、过敏史】

生长于上海。已退休。否认旅游史。否认疫水疫区接触史。否认放射性物质及化学毒物接触史。无饮酒史、吸烟史。无药物、食物及其他物品过敏史。

【体格检查】

神志清醒,发育正常,营养良好,正常面容,体型适中,步入病房,自主体位,对答切题,体格检查合作。皮肤黏膜无黄染,无肝掌,无蜘蛛痣,无贫血貌。无全身浅表淋巴结肿大,巩膜无黄染,口唇红润。颈软,颈静脉无怒张,肝颈静脉回流征阴性,双侧甲状腺无肿大。双肺呼吸音清,未及啰音。HR 80次/min,心律齐,各瓣膜听诊区未闻及病理性杂音。腹部平坦,腹壁柔软,中上腹轻压痛,无反跳痛,肝肋下未触及,脾肋下未触及,未触及腹部包块。无肝区叩击痛,无肾区叩击痛,移动性浊音(-)。四肢活动自如,双下肢无水肿。生理反射存在,病理反射未引出。

【实验室检查及其他辅助检查】

1. 实验室检查

(1)血常规: WBC 6.9×10^9/L,NEUT% 60.4 %,Hb 155 g/L。

(2)肝功能: ALT 145 U/L, AST 286 U/L, GGT 1 029 U/L, TBIL 65.9 μmol/L,DBIL 35.0 μmol/L。

(3)电解质: K^+ 3.8 mmol/L,Na^+ 41 mmol/L。

2. 其他辅助检查

(1)腹部B超: ① 胆囊结石,胆总管上段内径9 mm; ② 脂肪肝。

【诊断】

(1) 胆囊结石,胆源性肝损。

(2) 脂肪肝。

(3) 糖尿病。

【用药记录】

1. 预防感染　0.9%氯化钠注射液100 mL+注射用头孢他啶2 g iv.gtt 术前(d8),0.9%氯化钠注射液100 mL+注射用奥硝唑0.5 g iv.gtt术前(d8),0.9%氯化钠注射液100 mL+注射用头孢他啶2 g iv.gtt b.i.d.(d8−12),0.9%氯化钠注射液100 mL+注射用奥硝唑0.5 g iv.gtt b.i.d.(d8−12)。

2. 抗感染　左氧氟沙星氯化钠注射液500 mg iv.gtt q.d.(d1−5),甲硝唑氯化钠注射液0.5 g/100 mL iv.gtt b.i.d.(d1−5)。

3. 保肝利胆　甘草酸二铵氯化钠注射液150 mg/250 mL iv.gtt q.d.(d1−5),注射用还原型谷胱甘肽1.8 g iv.gtt q.d.(d1−5),0.9%氯化钠注射液250 mL+异甘草酸镁注射液200 mg iv.gtt q.d.(d6−9),5%葡萄糖氯化钠注射液250 mL+常规优泌林(重组人胰岛素注射液)3 U+注射用丁二磺酸腺苷甲硫氨酸1.5 g iv.gtt q.d.(d6−9),5%葡萄糖注射液500 mL+注射用复方甘草酸苷160 mg+常规优泌林6 U+10%氯化钾注射液15 mL+注射用脂溶性维生素(Ⅱ)2瓶iv.gtt q.d.(d9−12)。

4. 抑酸、抑酶　0.9%氯化钠注射液100 mL+注射用兰索拉唑30 mg iv.gtt q.d.(d6−12),0.9%氯化钠注射液250 mL+注射用甲磺酸加贝酯0.3 g iv.gtt q.d.(d6−12)。

5. 支持　5%葡萄糖注射液500 mL+注射用三磷酸腺苷辅酶胰岛素1支 iv.gtt q.d.(d6−12),0.9%氯化钠注射液250 mL+注射用环磷腺苷葡胺180 mg iv.gtt q.d.(d6−12)。

【药师记录】

入院第6天:经左氧氟沙星、甲硝唑治疗5 d,症状体征好转,转入外科治疗。

入院第8天：行胆囊切除术，手术顺利，术毕安返病房。预防用药：头孢他啶＋奥硝唑。

入院第9天：术后第1天，无明显不适主诉，禁食中，无排气排便。体格检查：神清，精神可，心肺无殊，腹平坦，切口对合良好，无异常渗出，腹软，无压痛、反跳痛。血常规：WBC 11.1×10⁹/L，NEUT% 85.6 %。血生化：K⁺ 3.6 mmol/L，Na⁺ 42 mmol/L，ALB 36 g/L，ALT 42 U/L，AST 26 U/L，GGT 325 U/L，TBIL 34 μmol/L。继续头孢他啶2 g+奥硝唑0.5 g iv.gtt b.i.d.预防感染，停异甘草酸镁，改为5%葡萄糖注射液500 mL＋注射用复方甘草酸苷160 mg+常规优泌林6 U+10%氯化钾注射液15 mL+注射用脂溶性维生素（Ⅱ）2瓶 iv.gtt q.d.，加强营养治疗。

入院第12天：患者神清，精神可，半流质饮食无不适，大小便正常。切口愈合良好。病情稳定，出院，带药：胆舒胶囊（0.45 g×120粒）2粒 p.o. t.i.d.。

（二）案例分析

【抗感染治疗】

典型的急性胆囊炎，针对肠杆菌和厌氧菌（脆弱拟杆菌），使用左氧氟沙星＋甲硝唑。治疗好转后于外科手术治疗，继续针对肠杆菌、厌氧菌预防。

临床药师观点：① 大肠杆菌对氟喹诺酮类耐药趋势明显，除了社区获得性呼吸道感染、尿路感染、下消化道感染外，不建议经验治疗首选。头孢曲松较左氧氟沙星更合适，其有40%以原形经胆道排泄，胆汁中分布更好。② 胆道手术的途径中，不仅包括胆管，还包括表皮，所以不能忽视对葡萄球菌的预防，头孢他啶对葡萄球菌的作用不如头孢呋辛或头孢曲松，不适宜作为预防用药。③ 患者手术时经治疗已好转，故头孢他啶+奥硝唑仅作为预防用药，疗程超过48 h，过长。

【抑酶治疗】

加贝酯是一种非肽类蛋白酶的抑制剂，可抑制胰蛋白酶、激肽释放酶、纤维蛋白溶酶、凝血酶等蛋白酶的活性，一般用于胰腺炎（包括胆源性）的对症治疗。

临床药师观点：患者转入外科时已好转，没有继发胰腺炎的证据，所以没有使用加贝酯的指征。

（三）药学监护要点

1. 监测感染相关表现　精神状态、食欲、体温、肠鸣音、伤口情况、引流液性状、血常规、病原学结果等。

2. 监测药物不良反应　头孢他啶的过敏反应。甲硝唑、奥硝唑的胃肠道反应和口腔异味。兰索拉唑对食欲的影响。甘草酸类保肝药有醛固酮样作用，导致血钠升高、血钾下降，监测血电解质。注意加贝酯的滴速，应控制 1 mg/（kg·h）以内，不宜超过 2.5 mg/（kg·h）。

案例四

（一）案例回顾

【主诉】

畏寒、发热 9 d。

【现病史】

患者，男，55 岁，患者于 9 d 前暴饮暴食后出现中上腹持续性胀痛，伴背部放射痛，外院上腹部 CT 提示胆囊结石，予对症处理，腹痛好转，之后出现畏寒、发热，体温最高 39.5℃，伴寒战，时有右上腹、背部隐痛不适，无恶心、呕吐。患者自行服用退热止痛药物，腹痛好转，但仍有发热，来我院就诊。血常规：WBC 9.3×10^9/L，NEUT% 76%，Hb 130 g/L，PLT 216×10^9/L。收入感染科。入感染科后先后予注射用头孢哌酮钠舒巴坦钠 + 左氧氟沙星、亚胺培南西司他丁钠 + 左氧氟沙星、亚胺培南西司他丁钠 + 奥硝唑 + 头孢哌酮钠舒巴坦钠抗感染治疗，新癀片等对症治疗，仍有发热，转入外科。发病以来，精神可，睡眠可，胃纳略差，绿色稀便，每天 1 次，小便如常，体重未见明显下降。

【既往史】

平素健康状况一般，否认反复发热病史。乙肝表面抗原阳性30年，曾有肝功能异常1次，治疗后好转，平素每半年查肝功能正常，未治疗。有胆固醇升高7～8年，未治疗。否认糖尿病、高血压、冠心病史。平素否认反复皮疹、关节痛。否认其他传染病史。预防接种史不详。否认手术外伤史。

【社会史、家族史、过敏史】

否认吸烟史。否认饮酒史。否认家族遗传性病史。否认家族肿瘤性疾病史。否认药物、食物过敏史。

【体格检查】

最高体温38.5℃，神清气平，皮肤巩膜无黄染，心肺无殊。腹部平坦，腹壁柔软，右上腹压之不适，无反跳痛，Murphy征可疑阳性，肝肋下未触及，脾肋下未触及，未触及腹部包块。无肝区叩击痛，无肾区叩击痛，移动性浊音（－）。

【实验室检查及其他辅助检查】

1. 实验室检查

（1）血常规：WBC 3.7×10^9/L，NEUT% 32.9%，Hb 136 g/L，PLT 335/L。

（2）生化：TP 65 g/L，ALB 31 g/L，ALT 32 U/L，AST 26 U/L，GGT 47 U/L，TBIL 11 μmol/L，BUN 5.7 mmol/L，Cr 70 μmol/L。

2. 其他辅助检查

（1）上腹部增强CT：① 急性坏疽性胆囊炎累及周围肝实质；② 胆囊（颈部）结石，胆总管结石可能。

（2）腹部超声：胆囊体积增大，胆囊壁水肿毛糙，可符合胆囊炎表现。

【诊断】

（1）急性坏疽性胆囊炎。

（2）胆囊颈部结石。

【用药记录】

1. 抗感染　0.9%氯化钠注射液100 mL＋注射用奥硝唑0.5 g

iv.gtt q12h.(d1-5)，0.9%氯化钠注射液100 mL+注射用头孢哌酮钠舒巴坦钠3 g iv.gtt q12h.(d1-5)，0.9%氯化钠注射液100 mL+注射用亚胺培南西司他丁钠1 g iv.gtt q8h.(d1-3)。

2. 抑酸、抑酶　0.9%氯化钠注射液250 mL+注射用甲磺酸加贝酯0.3 g iv.gtt q.d.(d1-4)，0.9%氯化钠注射液100 mL+注射用兰索拉唑30 mg iv.gtt q.d.(d1-4)。

3. 保肝　5%葡萄糖注射液500 mL+10%氯化钾15 mL+注射用三磷酸腺苷辅酶胰岛素1支+注射用门冬氨酸鸟氨酸5 g+注射用脂溶性维生素3支(d1-4)，5%葡萄糖注射液250 mL+多烯磷脂酰胆碱注射液3支 iv.gtt q.d.(d1-3)。

4. 营养支持　10%葡萄糖注射液500 mL+注射用三磷酸腺苷辅酶胰岛素1支+复方维生素注射液2支 iv.gtt q.d.(d1-2)，20%中/长链脂肪乳注射液($C_{8\sim24}$)250 mL iv.gtt q.d.(d1-3)，5%葡萄糖氯化钠注射液500 mL+10%氯化钾15 mL+重组人胰岛素4 U+丙氨酰谷氨酰胺注射液20 g iv.gtt q.d.(d1-3)。

5. 抗过敏　氯雷他定片10 mg×6粒 自理(d2)，炉甘石硼樟洗剂100 mL 自理(d2)。

【药师记录】

入院第1天：完善入院后相关检查，禁食、抗感染、制酸、解痉，对症支持治疗。必要时手术治疗。

入院第2天：昨日体温最高37.3℃，无恶心、呕吐，无明显腹痛、腹胀。余治疗同前。患者有腹部及上肢皮疹，皮肤科会诊后处方：氯雷他定片、炉甘石硼樟洗剂。

入院第3天：昨日体温最高38.4℃，有寒战。取消禁食，改为低脂半流质饮食。因发生皮疹，停用20%中/长链脂肪乳剂、多烯磷脂酰胆碱等新加的静脉输液。停用亚胺培南西司他丁，以头孢哌酮钠舒巴坦钠+奥硝唑二联治疗。

入院第5天：患者无特殊不适主诉，目前患者一般情况可，神清，气平，腹软，无压痛、反跳痛。腹部症状缓解，出院，带药：甘草酸二铵肠溶胶囊 50 mg×96粒,胆舒胶囊 0.45 g×4瓶。

（二）案例分析

【抗感染治疗】

急性坏疽性胆囊炎,属于较重的胆道感染。针对肠杆菌和厌氧菌（脆弱拟杆菌）,头孢哌酮钠舒巴坦钠+亚胺培南+奥硝唑。虽然头孢哌酮钠舒巴坦钠和亚胺培南都有抗拟杆菌作用,但因感染较重,故联用奥硝唑,覆盖少见的耐药株或艰难梭菌。一般头孢哌酮舒巴坦或亚胺培南+奥硝唑二联即可,但此患者在感染可二联治疗效果不理想,故采用三联,好转后改为二联。

临床药师观点:治疗感染最重要的是炎症物质的引流,特别是常因梗阻而引起胆道感染。该患者胆囊颈部结石梗阻,引流差,故药物起效慢。与其将二联换为三联,不如积极地进行手术治疗。患者一般情况较好,免疫力较好,可能结石自行移动后梗阻消除,未经手术而治愈。如换为体质差者,感染控制延迟即可能导致脓毒血症,手术风险也增大,预后差。

【新癀片】

感染科住院期间,予以新癀片1盒,嘱患者每次服2粒（0.64 g）,按需口服。如外科时测的粒细胞计数较低,考虑与新癀片所含有的吲哚美辛有关。

临床药师观点:新癀片每片含吲哚美辛 5.76～8.0 mg,按医嘱每次口服的吲哚美辛剂量为 11.5～16 mg,吲哚美辛说明书对退热的推荐剂量为 6.25～50 mg/次,1天不超过3次。如患者1天多次服用,虽然不一定超过最大日剂量,但也属于较大剂量,对于敏感的患者,特别是严重感染消耗粒细胞的情况下,出现粒细胞减少。

（三）药学监护要点

1. 监测感染相关表现　精神状态、食欲、体温、肠鸣音、腹部体征、血常规、病原学结果等。

2. 监测药物不良反应　亚胺培南西司他丁钠的中枢神经

系统反应。头孢哌酮对血凝的影响。奥硝唑的胃肠道反应和口腔异味。兰索拉唑对食欲的影响。注意加贝酯的滴速,应控制1 mg/(kg·h)以内,不宜超过2.5 mg/(kg·h)。注意脂肪乳剂的滴速,最初15 min内输注速度不应超过0.25 ～ 0.5 mL/(kg·h)(约1 min 10滴),若无不良反应,可将速度增至0.75 ～ 1.0 mL/(kg·h)(约1 min 20滴)。

案例五

（一）案例回顾

【主诉】

反复中上腹痛3月余,加重2 d。

【现病史】

患者,男,67岁。于3个月前开始出现无明显诱因的反复中上腹痛,伴头晕、乏力,偶伴反酸、呕吐胃内容物,有中上腹压痛,无反跳痛,无心慌、胸闷,不伴黑便、便血,近2 d腹痛加重,解大便1次,颜色未注意。急诊给予奥美拉唑、铝碳酸镁、环磷腺苷等对症支持治疗,症状好转。腹部B超示胆囊炎、胆囊结石。收入院。发病以来,食欲正常,神志清醒,精神尚可,睡眠尚可,大便正常,小便正常,体重无明显变化。

【既往史】

有高血压病史10年,未规范治疗。有胆囊炎病史,经治疗后好转。

【社会史、家族史、过敏史】

有吸烟史40年,20支/d,有嗜酒史40年,200 g/d(4两/天)。否认疫水接触史及疫区久居史,否认放射性物质及化学毒物接触史。已婚已育。否认家族遗传性病史。否认家族传染病史。否认食物、药物过敏史。

【体格检查】

神志清醒,呼吸平稳,步入病区,发育正常,营养良好,体位自主。皮肤黏膜无黄染,无瘀点、瘀斑,无贫血貌,无肝掌,无蜘蛛痣,全身浅表淋巴结未及肿大。头颅无畸形,巩膜无黄染,结膜无苍白,乳突无压痛。口唇无发绀,扁桃体无肿大,颈软,无抵抗感,气管位置居中,甲状腺无肿大,颈静脉无怒张,肝颈静脉回流征阴性。胸廓无畸形,呼吸音清,未及啰音,HR 53次/min,节律齐,无杂音。腹部平坦,中上腹部压痛无反跳痛,未及包块,肝、脾肋下未触及,移动性浊音(−),无肝区叩痛,无肾区叩击痛,肠鸣音正常。双下肢无水肿,生理反射正常,病理反射无引出。

【实验室检查及其他辅助检查】

1. 实验室检查

(1)血常规: WBC 6.1×10^9/L, Hb 150 g/L, PLT 182×10^9/L。

(2)尿常规: 红细胞38/μL,隐血(+++),余正常。尿淀粉酶254 U/L。

(3)生化: ALT 159 U/L, AST 107 U/L, TBIL 26 μmol/L, DBIL 23 μmol/L。

2. 其他辅助检查　腹部B超: ①脂肪肝; ②胆囊结石; ③右肾囊肿; ④左肾钙乳症; ⑤左肾结石⑥胰脾未见明显异常。

【诊断】

(1)胆囊结石。

(2)胆总管结石。

(3)反流性食管炎。

【用药记录】

1. 抗感染　0.9%氯化钠注射液100 mL+注射用头孢西丁钠2 g iv.gtt b.i.d.(d4−13), 0.9%氯化钠注射液100 mL+注射用奥硝唑0.5 g iv.gtt b.i.d.(d4−13)。

2. 抑酸、抑酶　注射用埃索美拉唑钠40 mg i.v. q.d.(d4−11), 0.9%氯化钠注射液250 mL+注射用甲磺酸加贝酯0.3 g iv.gtt q.d.(d4−5)。

3. 镇痛　0.9%氯化钠注射液100 mL+氟比洛芬酯注射液

50 mg iv.gtt q.d.（d4—13）。

4. 止血　注射用白眉蛇毒血凝酶 2 U i.v. q8h.（d4—6）。

5. 化痰　盐酸氨溴索注射液 120 mg i.v. b.i.d.（d4—13）。

6. 保肝　5%葡萄糖氯化钠注射液 500 mL+10%氯化钾 15 mL+丙氨酰谷氨酰胺注射液 80 mL+重组人胰岛素 4 U+注射用门冬氨酸鸟氨酸 5 g iv.gtt q.d.（d4—13），0.9%氯化钠注射液 100 mL+复方甘草酸苷 200 mg iv.gtt q.d.（d4—11）。

7. 营养支持　低分子右旋糖酐氨基酸注射液 500 mL iv.gtt q.d.（d4—8），20%中/长链脂肪乳注射液（$C_{8~24}$）250 mL iv.gtt q.d.（d4—8），5%葡萄糖注射液 500 mL+注射用三磷酸腺苷辅酶胰岛素 1 支+脂溶性维生素（Ⅱ）2 支+10%氯化钾 15 mL iv.gtt q.d.（d4—8），氯化钾缓释片 1 g p.o. b.i.d.（d11—12）。

8. 抗炎　吸入用布地奈德混悬液 2.0 mg 雾化吸入 b.i.d.（d8—12）。

【药师记录】

入院第4天：患者今日全身麻醉下行"剖腹探查+胆囊切除+胆总管切开取石T管引流术"，手术顺利，胆总管切开置 22 号T管引流一根，术后患者安返病房。选择头孢西丁联合奥硝唑治疗。辅以保肝治疗。

入院第5天，术后第1天：自诉腹痛，今晨体温 37.9℃。昨日尿量 2 000 mL，负吸球 30 mL，T管引流 300 mL。神志萎靡、气平，精神可。心、肺未见异常。腹软，全腹压痛，未及反跳痛。移动性浊音阴性。手术切口对合良好，有少量淡红色血性渗出。无皮下血肿。血常规：WBC $16.7×10^9$/L（↑），NEUT% 90.5%（↑），Hb 153 g/L。血生化：K^+ 3.5 mmol/L，Na^+ 136 mmol/L，ALB 33 g/L（↓），ALT 75 U/L（↑），AST 52 U/L（↑），TBIL 28 μmol/L（↑），BUN 4.2 mmol/L，Cr 77 μmol/L。继续予抗感染、止血、保肝等治疗。

入院第7天，术后第3天：自诉腹痛稍好转，今晨体温 37.8℃。负吸球 300 mL，T管引流 300 mL。体格检查：神清、气平，精神可。心肺无殊。腹软,全腹压痛,未及反跳痛。移动性浊音阴性。手术切口对合良好,有少量淡红色血性渗出。无皮下血肿。血常规: WBC 12.0×10^9/L(↑), NEUT% 86.8%(↑)。血生化: K$^+$ 3.4 mmol/L(↓), Na$^+$ 144 mmol/L, ALB 31 g/L(↓), ALT 43 U/L, AST 40 U/L, TBIL 27 μmol/L(↑), Cr 76 μmol/L, 淀粉酶 79 U/L。继续予抗感染、止血、保肝等治疗。

入院第10天:患者腹痛较前明显好转,今晨体温平。负压球4 mL, T管引流300 mL。体格检查:神清、气平,精神可。心、肺未见异常。腹软,全腹压痛,未及反跳痛。移动性浊音阴性。手术切口对合良好,有少量淡红色血性渗出。无皮下血肿。胆汁培养:亲水气单胞菌,青霉素类(含酶抑制剂),第一、二、三代头孢菌素,头霉素类耐药,氨曲南、头孢吡肟、碳青霉烯类、氟喹诺酮类、氨基糖苷类、四环素、复方磺胺甲噁唑敏感。体温好转,提示治疗有效,仍继续目前方案。

入院第13天:患者神清,精神可,今晨36.8℃,半流质饮食无不适,大小便正常。体格检查:神清,气平,心、肺未见异常,全腹软,无压痛、反跳痛,肝、脾肋下未及。切口愈合良好。血常规: WBC 10.7×10^9/L(↑), NEUT% 68.6%。血生化: K$^+$ 3.8 mmol/L, Na$^+$ 138 mmol/L, ALB 30 g/L(↓), ALT 40 U/L, AST 29 U/L, TBIL 14 μmol/L, Cr 94 μmol/L。

出院带药:胆舒胶囊 3 粒 p.o. t.i.d.。

(二)案例分析

【抗感染治疗】

该患者手术前后一直有发热,故属于治疗性应用抗菌药物。给予头孢西丁+奥硝唑预防感染,以覆盖肠杆菌和厌氧菌。虽然胆汁培养提示耐药菌,但临床表现提示治疗有效,故未根据培养结果更换抗菌药物。

临床药师观点:头孢西丁已有良好的抗厌氧菌(脆弱拟杆菌)作用,患者并非重症感染,且手术切除病变,引流通畅,故单用足够。

（三）药学监护要点

1. 监测感染相关表现　精神状态、食欲、体温、肠鸣音、伤口情况、引流液性状、血常规、病原学结果等。

2. 监测药物不良反应　头孢西丁的过敏反应。奥硝唑的胃肠道反应和口腔异味。兰索拉唑对食欲的影响。甘草酸类保肝药有醛固酮样作用，导致血钠升高、血钾下降，监测血电解质。注意加贝酯的滴速，应控制在 $1 \, mg/(kg \cdot h)$ 以内，不宜超过 $2.5 \, mg/(kg \cdot h)$。注意脂肪乳剂的低速，最初 $15 \, min$ 内输入速度不应超过 $0.25 \sim 0.5 \, mL/(kg \cdot h)$（约 $1 \, min$ 10滴），若无不良反应，可将速度增至 $0.75 \sim 1.0 \, mL/(kg \cdot h)$（约 $1 \, min$ 20滴）。

第三节　主要治疗药物

一、常用治疗方案

胆道感染的经验性治疗方案见表7-1。

表 7-1　胆道感染的经验性治疗方案

病原体	药物选择	备　　注
大肠杆菌等肠杆菌科细菌	宜选药物：第二、三、四代头孢菌素，氟喹诺酮类；怀疑产ESBL菌株可选药物：哌拉西林钠他唑巴坦钠、头孢哌酮钠舒巴坦钠、碳青霉烯类、头霉素类	
厌氧菌（主要是脆弱拟杆菌）	主要针对厌氧菌的药物：硝基咪唑类；兼有抗厌氧菌作用的药物：哌拉西林钠他唑巴坦钠、头孢哌酮钠舒巴坦钠、碳青霉烯类、头霉素类	非重症感染和手术预防单用兼有肠杆菌和厌氧菌作用的药物即可

二、主要治疗药物

胆道感染的主要治疗药物见表7-2。

表 7-2　胆道感染的主要治疗药物

分　　类	常用品种	特　　点	注意事项
第二代头孢菌素	头孢呋辛		

分　类	常用品种	特　点	注意事项
第三代头孢菌素	头孢他啶、头孢曲松	见表2-2	见表2-2
第四代头孢菌素	头孢吡肟		
β-内酰胺酶抑制剂复方制剂	哌拉西林钠他唑巴坦钠、头孢哌酮钠舒巴坦钠		
碳青霉烯类	亚胺培南、美罗培南、厄他培南	见表2-2	厄他培南无抗非发酵菌作用，也不诱导其耐药，所以更加适合一般不考虑非发酵菌导致的感染
硝基咪唑类	甲硝唑、奥硝唑	对拟杆菌属、梭杆菌属、普雷沃菌属、梭菌属等厌氧菌均具高度抗菌活性，对滴虫、阿米巴和蓝氏贾第鞭毛虫等原虫亦具良好活性	① 可能引起粒细胞减少及周围神经炎等，神经系统基础疾患及血液病患者慎用。② 用药期间禁止饮酒及含乙醇饮料，以免产生双硫仑样反应

第四节 案例评述

一、临床药学监护要点

(一)治疗方案的选择

(1)主要针对肠杆菌,可兼顾厌氧菌。

(2)已使用兼有抗肠杆菌和厌氧菌作用的药物的,在非重症感染和预防用药时不需要联合硝基咪唑类。

(3)肠杆菌对氟喹诺酮类的耐药趋势比较明显,经验性治疗不宜首选。

(4)手术和引流第一重要,药物只起辅助治疗。

(5)如果有手术,手术预防推荐第一、二代头孢菌素或头孢曲松 ± 甲硝唑,或头霉素类单用。

(二)剂量和给药途径的确定

(1)原形经肾排泄的药物,肾功能不全者按照肾功能调节剂量。

(2)不宜局部用药。

(三)药物不良反应的监护

(1)过敏反应。

(2)碳青霉烯类的中枢神经系统症状。

（3）头孢哌酮的凝血功能影响。

（4）硝基咪唑类的胃肠道反应和口腔异味，罕见血液系统和神经系统症状。

二、常见用药错误归纳与要点

（一）常规性的初始治疗和预防用药使用头霉素类＋硝基咪唑类

头霉素类对脆弱拟杆菌有良好效果，不考虑罕见的耐药菌株及艰难梭菌的情况下单用即可。重症感染时才需要经验性覆盖小概率的病原菌。

（二）预防用药使用头孢他啶

预防用药时除了针对肠杆菌科，还要针对皮肤上的金黄色葡萄球菌，头孢他啶对金黄色葡萄球菌不如头孢呋辛、头孢曲松，其特点是对铜绿假单胞菌作用强，而手术预防并不针对铜绿假单胞菌。

第五节　规范化药学监护路径

胆道感染的治疗须根据患者病理生理特点,个体化选择品种、剂量。即使规范用药,初始经验治疗也可能无效,因此需要及时修改病原学诊断和调整药物,并且要与非感染因素相鉴别。建立药学监护路径(表7-3),可帮助临床药师及时观察。

表 7-3　胆道感染药学监护路径

适用对象:诊断为胆道感染(包括胆囊炎、胆管炎)

住院号:＿＿＿＿＿　姓名:＿＿＿＿＿

性　别:＿＿＿＿＿　年龄:＿＿＿＿＿

手术名称:＿＿＿＿＿＿　手术时间:＿＿＿＿＿＿

主要基础疾病:＿＿＿＿＿＿

日　期	主要用药调整	监护点	相关临床表现	备注
(第1天必填)	(初始抗感染方案)	疗效药物不良反应	(疗效相关表现:症状、血常规、尿常规、PCT等)(不良反应相关表现)	—
(第2天必填)	(剂量是否调整)	肝、肾功能	(肝、肾功能检查结果)	—
(手术当天必填)	(预防用药)	药物不良反应	(不良反应相关表现)	—

日　期	主要用药调整	监护点	相关临床表现	备注
（术后第1天必填）	（是否停止预防）	疗效药物不良反应	（疗效相关表现）（不良反应相关表现）	—
（术后第2天必填）	（是否转为治疗）	疗效药物不良反应	（疗效相关表现）（不良反应相关表现）	—
（如无手术，第4天必填）	（方案是否调整）	疗效药物不良反应	（疗效相关表现）（不良反应相关表现）	—
（如无调整，第8天必填）	（是否停药）	疗效	（疗效相关表现）	—
（如有用药调整，重复用药后第4、8天）	—	—	—	—
（其他用药，需要监护的选填）	—	—	—	—

注：如有手术，注意引流情况的监测。

监护药师：

王　晖　田璐璐

201

第八章

阑尾炎

第一节　疾病基础知识

【病因和发病机制】

阑尾炎可分为急性阑尾炎和慢性阑尾炎。急性阑尾炎是普外科最常见的急腹症,可以合并穿孔和急性腹膜炎。慢性阑尾炎可分为反复发作性阑尾炎和慢性阑尾炎两大类,前者多因急性阑尾炎时病灶未能彻底除去而残留感染致病情迁延不愈;后者可能与阑尾慢性梗阻有关。

1. 病因

(1)阑尾腔阻塞

1)阑尾腔内异物:粪便、寄生虫、果核等。

2)管腔壁的改变:既往有病变及系统疾病史患者阑尾管腔壁可以出现纤维化,腔变小,如阑尾肿瘤、淋巴滤泡的明显增生。

3)阑尾系膜过短或阑尾先天畸形,造成阑尾扭曲引起不全梗阻。

(2)腹腔内胃肠道疾病的关联影响:如急性肠炎、肠道肿瘤、血吸虫病等,都可直接蔓延至阑尾或引起阑尾腔管壁痉挛。

2. 发病机制

(1)阑尾管腔细窄、开口狭小,阑尾系膜短使阑尾弯曲呈弧形等均致使阑尾管腔易于阻塞,黏膜分泌黏液增多,腔内压力增高,血运发生障碍,易使阑尾远端死腔炎症加重。

(2)正常阑尾腔内定植有大肠杆菌和肠球菌等。当阑尾腔阻塞,阑尾蠕动障碍,血管神经失调,导致黏膜损害,细菌侵入肠道及阑尾腔黏膜。

【诊断要点】

1. 临床表现

(1)腹痛：常呈阵发性。早期为阑尾发生扩张、过度收缩及克服梗阻的强蠕动引起疼痛，疼痛部位大约在脐上或脐周；数小时后炎症侵袭浆膜，腹膜壁层受到刺激出现右下腹阑尾区固定疼痛。阑尾不同解剖位置发生炎症时，腹痛部位也有不同，如盲肠后位阑尾炎痛在侧腰部；盆腔位阑尾炎痛在耻骨上区；肝下阑尾炎痛在右上腹部；极少数左侧阑尾炎痛在左下腹部。不同病理类型阑尾炎腹痛亦不同。

(2)胃肠道症状：早期阑尾蠕动增强时常出现恶心、呕吐胃内容物，少数也可有腹泻及便秘。盆腔阑尾炎时，渗出液刺激直肠、膀胱，常持续有便意，并出现尿频尿急尿痛。弥漫性腹膜炎时可致麻痹性肠梗阻症状。

(3)全身症状：早期常有乏力、食欲缺乏、厌食、头痛、头晕等，炎症加重时出现口渴、脉率加速等全身症状；也可出现发热、寒战等；如伴发门静脉炎时可出现高热和疸。

(4)体征：主要是右下腹压痛和腹膜刺激征（老年人可因腹壁松弛而表现轻微）。随阑尾在腹腔的部位不同而异。如在盆腔，腹部检查可无压痛或肌紧张，但做直肠指检时，如已有渗出，在直肠深部前侧可有压痛；盆底部的腹膜炎推动子宫时可有压痛。阑尾和盲肠在腹膜后时亦可无转移痛，但检查时可发现腰部压痛。

2. 实验室检查及其他辅助检查

(1)实验室检查：血常规示白细胞和中性粒细胞比例增高，白细胞计数可达 $(10 \sim 20) \times 10^9/L$ 以上。

(2)其他辅助检查：

1)B超：为阑尾炎的特异性检查手段。

2)CT：可显示阑尾周围软组织影及其与邻近脏器关系，敏感性很高。

3)腹腔镜检查。

【治疗】

1. 治疗原则　　一般包括非手术疗法和手术疗法。阑尾切除手术在现时已公认是一个比较简单、安全的手术，所以急性阑尾炎一旦确诊，而又没有明显禁忌证时，在积极治疗并发症及减少并发症的前提下，及时、果断地采取手术治疗。

2. 治疗方法

（1）非手术治疗：

1）抗生素的选择：大多为需氧菌和厌氧菌的混合感染，厌氧菌是常见而重要的致病菌。阑尾炎患者厌氧菌检出率在75%～90%。因此，抗感染须兼顾需氧菌及厌氧菌的治疗，一般须常规使用硝基咪唑类。对难以控制的病例，可依据细菌培养和药敏试验结果来调整抗生素治疗。

2）卧床休息，禁食，纠正电解质紊乱及酸碱失衡，穿刺引流，局部理疗，治疗伴随疾病。

（2）手术治疗：

1）阑尾切除术：现有两种方案，一种是传统的剖腹阑尾切除术；另一种是经腹腔镜阑尾切除术。经腹腔镜阑尾切除术较剖腹阑尾切除术简单、安全，且视野大，可广泛观察腹腔，排除其他病变。对于阑尾炎诊断不能肯定者，选用腹腔镜手术不仅用于治疗，还可用于诊断，尤其对于女性患者。

2）内镜逆行阑尾冲洗及腔内支架引流：有一些病例报道，还未得到大规模临床研究认可。

第二节　经典案例

案例一

（一）案例回顾

【主诉】

转移性右下腹疼痛1 d。

【现病史】

患者，女，17岁。1 d前无明显诱因下出现剑突下疼痛，为阵发性钝痛，数小时后转移至右下腹并固定，无放射痛。不伴恶心呕吐，伴发热，T 38℃。于16:00来我院门诊就诊，予抗炎补液支持处理后症状未缓解，收入院。发病以来，精神可，胃纳可，大小便如常，体重未见明显下降，睡眠一般。

【既往史】

否认传染病史，否认手术外伤史，否认输血史。

【社会史、家族史、过敏史】

未婚未育，在读学生，否认食物药物过敏史。

【体格检查】

BP 101/68 mmHg，HR 68次/min，R 18次/min。神志清醒，呼吸平稳，步入病房，发育正常。皮肤黏膜无黄染，无瘀点、瘀斑，无贫血貌，无肝掌，无蜘蛛痣。全身浅表淋巴结无肿大。头颅正常，无巩膜黄染，相等瞳孔，对光反射灵敏，伸舌居中，无咽喉部充血，无扁桃体肿大。颈软，气管居中，颈静脉无怒张，肝颈反流征阴性,甲状腺无肿大。胸廓外形正常,无胸骨压痛。双肺呼吸音清,未及啰音。腹软,右下腹有压痛、反跳痛,肝、脾肋下未及,肠鸣音6次/min,移动性浊音(−)。脊柱无畸形,无双下肢水肿,四肢肌力、肌张力正常。生理反射存在,病理反射未引出。

【实验室检查及其他辅助检查】

1. 实验室检查　血常规:WBC 14.9×10^9/L(↑),NEUT% 77.6%(↑),Hb 156 g/L,PLT 141×10^9/L。

2. 其他辅助检查　下腹部CT:急性阑尾炎可能大。

【诊断】

急性阑尾炎。

【用药记录】

1. 抗感染　注射用头孢西丁钠2 g+0.9%氯化钠注射液100 mL iv.gtt b.i.d.(d1−6),甲硝唑氯化钠注射液0.5 g iv.gtt b.i.d.(d1−6)。

2. 补钾护肝　10%氯化钾注射液10 mL+异甘草酸镁注射液(天晴甘美)200 mg+重组人胰岛素注射液4 U+5%葡萄糖注射液500 mL iv.gtt q.d.(d2)。

3. 能量补充剂　转化糖注射液250 mL iv.gtt q.d.(d2)。

4. 止咳　复方甘草口服溶液180 mL p.o. t.i.d.(d3)。

【药师记录】

入院第2天:T 38.4℃,皮肤切口缝线处无红肿。术后未解大便。尿色清。无输液反应,无中枢神经反应。给予转化糖注射液补、氯化钾支持治疗,异甘草酸镁注射液保肝治疗。

入院第3天:T 38℃,患者有咳嗽,给予复方甘草口服溶液止咳治疗。给流质饮食。

入院第4天:T 38℃,血常规:WBC 6.1×10^9/L,NEUT% 69.9%,Hb 124 g/L,PLT 252×10^9/L。继续给予抗感染治疗。

入院第6天:T 37℃,咳嗽好转,已解大便,1次/d。尿色清。病情好转,今日出院,未带药。

（二）案例分析

【抗感染治疗】

典型急性阑尾炎，术后诊断为急性化脓性阑尾炎，术中见腹腔内渗出液少，有臭味。抗菌药物主要做治疗性应用，针对肠杆菌和厌氧菌，使用头孢西丁+甲硝唑。

临床药师观点：患者行手术治疗，使用抗菌药物同时兼顾预防性应用，头孢西丁对表皮定植的葡萄球菌有效，适宜。

【保肝治疗】

全身麻醉药物可能产生肝损伤，术后给予异甘草酸镁。

临床药师观点：患者病程中并无出现肝功能异常，既往也无相关病史，手术也不涉及肝胆系统，也没有指南支持全身麻醉者需要预防麻醉药物的肝损害，故使用保肝药物的无指征。

（三）药学监护要点

1. 监测感染相关表现　精神状态、肠鸣音、切口情况、体温、血常规、CRP、PCT 等感染指标。

2. 监测药物不良反应　头孢西丁静脉滴注可能过敏。甲硝唑的胃肠道反应和口腔异味。甘草酸类可致低钾血症，注意监测血钾。

案例二

（一）案例回顾

【主诉】

转移性右下腹痛 1 d。

【现病史】

患者，男，18 岁，24 h 前无明显诱因下出现中上腹疼痛，为阵发性钝痛，数小时后中上腹痛转移至右下腹并固定于右下腹，上腹部疼痛缓解。无放射痛；伴恶心，无呕吐，无发热、腹泻、大便性状改变。起病以来，精神可，睡眠好，胃纳可，二便如常，体重未见明显下降。

【既往史】

否认传染病史,否认手术外伤史,否认输血史。

【社会史、家族史、过敏史】

未婚未育,在读学生,否认食物药物过敏史。

【体格检查】

BP 120/80 mmHg,HR 70次/min,RR 18次/min。神志清醒,呼吸平稳,步入病房,发育正常。皮肤黏膜无黄染,无瘀点、瘀斑,无贫血貌,无肝掌,无蜘蛛痣。全身浅表淋巴结无肿大。头颅正常,无巩膜黄染,相等瞳孔,对光反射灵敏,伸舌居中,无咽喉部充血,无扁桃体肿大。颈软,气管居中,颈静脉无怒张,肝颈反流征阴性,甲状腺无肿大。胸廓外形正常,无胸骨压痛。双肺呼吸音清,未及啰音。右下腹压痛、反跳痛,轻度肌卫。肝、脾肋下未及,肠鸣音2次/min,移动性浊音(-)。脊柱、四肢无脊柱畸形,无双下肢水肿,四肢肌张力正常。生理反射存在,病理反射未引出。

【实验室检查及其他辅助检查】

1. 实验室检查　血常规:WBC 14×10^9/L(↑),NEUT% 91%(↑)。

2. 其他辅助检查　腹部CT:阑尾增粗、周围脂肪间隙模糊,考虑为阑尾炎可能。

【诊断】

急性阑尾炎。

【用药记录】

1. 抗感染　注射用头孢西丁钠2 g+0.9%氯化钠注射液100 mL iv.gtt b.i.d.(d1-5),注射用奥硝唑0.5 g+0.9%氯化钠注射液100 mL iv.gtt b.i.d.(d2-5)。

2. 预防应激性溃疡　注射用三磷酸腺苷辅酶胰岛素1支+10%氯化钾注射液15 mL+西咪替丁注射液400 mg+5%葡萄糖注射液500 mL iv.gtt q.d.(d1),注射用兰索拉唑30 mg+0.9%氯化钠注射液100 mL iv.gtt q.d.(d2)。

3. 保肝 注射用三磷酸腺苷辅酶胰岛素1支+10%氯化钾注射液15 mL+异甘草酸镁注射液200 mg+5%葡萄糖注射液500 mL iv.gtt q.d.（d1），注射用三磷酸腺苷辅酶胰岛素1支+10%氯化钾注射液15 mL+注射用复方甘草酸苷160 mg iv.gtt +5%葡萄糖注射液500 mL（d2）。

【药师记录】

入院第2天，术后第1天：患者无高热、腹痛等。体格检查：神清，气平，腹软，无压痛、反跳痛，切口少量淡血性渗出，缝线处无红肿。血生化：ALT 22 U/L，AST 15 U/L，GGT 19 U/L，BUN 3.1 mmol/L，Cr 57 μmol/L。血常规：WBC 6.6×10^9/L，NEUT% 74%，Hb 129 g/L，PLT 258×10^9/L。加用奥硝唑抗感染治疗，调整预防溃疡及保肝药物。

入院第3天，术后第2天：一般情况可，无高热、腹痛。体格检查：神清，气平，腹软，无压痛、反跳痛，切口少量淡血性渗出。给予半流质饮食，停用复方甘草酸苷及大部分肠外营养支持。抗感染治疗同前。

入院第5天：一般情况好，体格检查：腹平软，无压痛，无反跳痛，切口无红肿，愈合良好，无异常渗出。出院。

（二）案例分析

【抗感染治疗】

入院时体温正常，但体格检查可及肌卫，但不能排除已有感染甚至是继发腹膜炎的可能性，兼顾肠杆菌和厌氧菌（脆弱拟杆菌），给予头孢西丁+奥硝唑。

临床药师观点：头孢西丁对葡萄球菌亦有作用，作为治疗性应用的同时亦可作为手术预防用药，针对手术路径上皮肤这一葡萄球菌定植的部位。

【预防应激性溃疡】

急性状态下胃黏膜血流量减少，防护能力下降，且患者禁食，给予西咪替丁、兰索拉唑抑酸治疗。

临床药师观点：抑酸药也可影响食欲和消化功能，故允许进食后应尽早停药。

【保肝治疗】

全身麻醉药物可能产生肝损伤，术后给予异甘草酸镁。

临床药师观点：患者病程中并无出现肝功能异常，既往也无相关病史，手术也不涉及肝胆系统，也没有指南支持全身麻醉者需要预防麻醉药物的肝损害，故使用保肝药物的无指征，三磷酸腺苷辅酶胰岛素使用宜无指征，从经济角度出发不推荐使用。

（三）药学监护要点

1. 监测感染相关表现　精神状态、肠鸣音、切口情况、体温、血常规、CRP、PCT等感染指标。

2. 监测药物不良反应　头孢西丁静脉滴注可能过敏。奥硝唑的胃肠道反应和口腔异味。甘草酸类可致低钾血症，注意监测血钾。

案例三

（一）案例回顾

【主诉】

转移性右下腹痛5 h。

【现病史】

患者，男，34岁。患者5 h前无明显诱因下出现中上腹疼痛，为阵发性钝痛，数小时后中上腹痛转移至右下腹并固定于右下腹，上腹部疼痛缓解。无放射痛；不伴恶心，无呕吐，无发热腹泻，无大便性状改变。收入院。自起病以来，精神可，胃纳可，大便如常，小便如常，体重未见明显下降。

【既往史】

有肺结节病数年，长期服用激素甲泼尼龙治疗。否认传染病史、手术外伤史、输血史。

【社会史、家族史、过敏史】

未婚未育，工作单位不详，否认食物药物过敏史。

【体格检查】

T 37℃，P 70次/min，R 16次/min，BP 120/80 mmHg。神志清醒，呼吸平稳，步入病房，发育正常，满月脸，营养良好，自主体位。心肺（−）。腹部膨隆，未见腹壁静脉曲张、肠型及蠕动波。全腹软，右下腹有压痛，无反跳痛及肌紧张，未及包块，未扣及移动性浊音，肝肾区无叩击痛，肠鸣音正常。右下腹麦氏点压痛，无反跳痛，结肠充气试验阴性，腰大肌试验阴性。四肢肌力、肌张力正常。病理反射未引出。

【实验室检查及其他辅助检查】

1. 实验室检查　血常规：WBC 13.6×10^9/L（↑），NEUT% 76.6%（↑）。

2. 其他辅助检查　下腹部CT检查：急性阑尾炎可能。

【诊断】

急性阑尾炎。

【用药记录】

1. 抗感染　注射用头孢哌酮钠舒巴坦钠3.0 g+0.9%氯化钠注射液100 mL iv.gtt q12h.（d1−4），注射用奥硝唑0.5 g+0.9%氯化钠注射液100 mL iv.gtt q12h.（d1−4）。

2. 支持　重组人胰岛素注射液4 U+10%氯化钾注射液10 mL+注射用维生素C 2 g+5%葡萄糖注射液500 mL iv.gtt q.d.（d1−4），重组人胰岛素注射液4 U+10%氯化钾注射液10 mL+盐酸甲氧氯普胺注射液10 mg+5%葡萄糖氯化钠注射液iv.gtt q.d.（d1−3）。

3. 抑酸　注射用兰索拉唑30 mg+0.9%氯化钠注射液iv.gtt q.d.（d1−4）。

【药师记录】

入院第2天：患者今晨体温36.8℃，腹痛缓解。其间未发生鼻出血、腹泻（无大便）、头晕等。该患者要求保守治疗，考虑根据病情发展确定是否需要手术治疗。

入院第4天：患者腹痛较前缓解，热平。血常规：WBC 8.0×10^9/L，NEUT% 77.2%（↑）。呼吸科会诊处方甲泼尼龙口服治疗肺结节病，目前所用药物与其无明显相互作用。患者抗菌药物使用3 d，未发生皮疹、鼻出血、消化道症状和神经症状。可下午出院。

（二）案例分析

【抗感染治疗】

该患者典型急性阑尾炎，伴有长期服用糖皮质激素的基础。糖皮质激素易导致感染难愈，同时，也可以影响手术伤口的愈合。该患者无论是否手术，预后风险要大于一般患者。抗菌药物选择上仍主要针对肠道定植的肠杆菌科和厌氧菌，给予头孢哌酮钠舒巴坦钠联合奥硝唑。头孢哌酮钠舒巴坦钠对于产ESBL肠杆菌科的作用较头孢菌素类和头霉素类强。

临床药师观点：患者长期使用糖皮质激素而感染较难控制，该患者抗菌药物仅用3 d，且未行手术治疗，疗程过短，增加复发的风险。应至少用至症状、影像消失后72 h。

（三）药学监护要点

1. 监测感染相关表现　精神状态、肠鸣音、体温、血常规、CRP、PCT、影像等感染指标。

2. 监测药物不良反应　头孢哌酮对凝血功能的影响，该患者未行手术，疗程短，风险较小。奥硝唑的胃肠道反应和口腔异味。兰索拉唑的胃肠道反应，罕见可致视力障碍。

案例四

（一）案例回顾

【主诉】

转移性右下腹痛23 h。

【现病史】

患者，男，15岁。患者于1 d前午间进食后出现脐周疼痛，为间断隐痛，不伴恶心、呕吐等，后疼痛逐渐转移并固定至右下腹，同日18：00开始患者自觉腹痛加重，由间歇性转为持续性，尚可耐受。晚间就诊于急诊科，腹部B超提示右下腹阑尾区异常所见，阑尾炎可能性大。收入院。自发病以来，精神食欲睡眠可，二便如常，体重无明显变化。

【既往史】

川崎病13年，既往口服阿司匹林，双嘧达莫，已停药3年。

【社会史、家族史、过敏史】

未婚未育，在读学生，否认食物药物过敏史。

【体格检查】

T 37℃，P 70次/min，R 17次/min，BP 110/70 mmHg。发育正常，营养良好，正常面容，表情自然，自主体位，神志清醒，体格检查合作。心肺(-)。腹平坦，无腹壁静脉曲张，腹部柔软，右下腹压痛、反跳痛可疑阳性，腹部无包块。四肢肌力、肌张力正常。病理反射(-)。

【实验室检查及其他辅助检查】

1. 实验室检查

(1) 血常规：WBC 7.0×10^9/L，NEUT% 73.5%，CRP 0.2 mg/L。

(2) 血生化：ALT 5.5 U/L，AST 9.7 U/L，Cr 74.9 μmol/L，GLU 6.47 mmol/L($\uparrow$)，K^+ 3.66 mmol/L。尿常规、凝血、术前八项均正常。

2. 其他辅助检查

(1) 腹部超声：右下腹阑尾区异常所见，阑尾炎可能性大。

(2) 腹部CT：急性阑尾炎不除外，建议增强检查。

(3) 胸部放射：胸部未见明显异常。

【诊断】

(1) 急性阑尾炎。

(2) 川崎病。

【用药记录】

(1) 补充液体：0.9%氯化钠注射液1 000 mL+5%葡萄糖注射

液1 000 mL iv.gtt stat.（d1），10%氯化钾注射液30 mL+0.9%氯化钠注射液1 000 mL+5%葡萄糖注射液1 000 mL iv.gtt stat.（d2-3）。

（2）抗感染治疗：注射用头孢曲松钠+0.9%氯化钠注射液100 mL iv.gtt q.d.（d1-4）。

【药师记录】

入院第2天，术后第1天：病情较平稳，无明显不适主诉，无活动性出血，体格检查：T 37℃，HR 80次/min，BP 116/63 mmHg，平卧位，一般情况尚可，双肺呼吸音清，未闻及干湿啰音，双下肢无水肿。腹软，切口敷料包扎固定好。血常规：WBC 6.46×10^9/L，NEUT% 74.8%（↑）。继续使用预防抗菌药物，并补液支持治疗，补液中加入30 mL氯化钾。

入院第4天，术后第3天：生命体征平稳，进流食，无特殊不适。T 36.1℃，HR 74次/min，心肺无异常，无明显腹痛、腹胀等不适，手术切口无红肿渗液。今日出院，无出院带药，术后1周拆线。

（二）案例分析

【抗感染治疗】

典型阑尾炎，入院时无发热，病情较轻，入院后及时手术，予以头孢曲松预防感染，抗菌谱不覆盖厌氧菌。

临床药师观点：该患者感染较轻，其阑尾切除术可按Ⅱ类切口处理，仅给予预防感染，不覆盖厌氧菌。但如果按照预防性用药，则使用时间过长。根据2015版《抗菌药物临床应用指导原则》，预防用药时间为24 h，必要时延长至48 h，预防用药时间超过48 h，耐药菌感染机会增加。

（三）药学监护要点

1. 监测感染相关表现　精神状态、肠鸣音、切口情况、体温、血常规、CRP、PCT等感染指标。因患者未覆盖厌氧菌，如有病情加重，应加用抗厌氧菌（脆弱拟杆菌）药物硝基咪唑类。

2. 监测药物不良反应　头孢曲松的过敏反应。

案例五

（一）案例回顾

【主诉】

转移性右下腹痛 12 h。

【现病史】

患者，女，34 岁。1 d 前无明显出现腹部疼痛，无呕吐、腹胀、腹泻等症状，未行特殊治疗，疼痛症状持续存在，后患者自觉疼痛逐渐转移至右下腹，且疼痛范围及症状逐渐加重。腹部超声提示：右下腹阑尾区可见一肿大阑尾结构，直径约 1.6 cm，长约 5.7 cm，腔内见强回声团，后方伴声影。腹部 CT 提示：阑尾增粗，直径约 1.5 cm，周围示条絮状高密度影，盆腔内示液性低密度影。给予保守治疗后未见明显好转，收入院。

【既往史】

否认传染病史，否认手术外伤史，否认输血史。

【社会史、家族史、过敏史】

已婚已育，否认食物、药物过敏史。

【体格检查】

T 39.3℃，P 86 次/min，R 18 次/min，BP 127/86 mmHg。发育正常，营养良好，正常面容，痛苦病容，自主体位，神志清醒，体格检查合作。心肺（－）。腹平坦，无腹壁静脉曲张，腹部柔软，右下腹压痛、反跳痛，可疑肌卫，腹部无包块。四肢肌力、肌张力正常。病理反射（－）。

【实验室检查及其他辅助检查】

1. 实验室检查　血常规：WBC 13.1×10^9/L（↑），NEUT% 81.6%（↑）。

2. 其他辅助检查

（1）腹部超声提示：右下腹阑尾区可见一肿大阑尾结构，直径约 1.6 cm，长约 5.7 cm，腔内见强回声团，后方伴声影。

（2）腹部CT提示：阑尾增粗，直径约1.5 cm，周围示条絮状高密度影，盆腔内示液性低密度影。

【诊断】

（1）急性阑尾炎，穿孔可能。

（2）急性腹膜炎可能。

【用药记录】

1. 补充液体　0.9%氯化钠注射液500 mL+5%葡萄糖注射液2 500 mL iv.gtt stat.（d1）+10%氯化钾注射液40 mL（d1–5）。

2. 抗感染　注射用奥硝唑0.5 g+0.9%氯化钠注射液100 mL iv.gtt b.i.d.（d1–5），注射用头孢美唑钠 1 g+0.9%氯化钠注射液100 mL iv.gtt b.i.d.（d2–6）。

3. 抑酸　注射用奥美拉唑钠40 mg+0.9%氯化钠注射液iv.gtt q.d.（d1–5）。

【药师记录】

入院第1天：患者神志清，精神可，睡眠可，已禁食、水，大小便正常。晚间在气管插管全身麻醉下行腹腔镜下阑尾切除+盆腔置管引流术。手术顺利，术毕安返病房。以头孢美唑+奥硝唑抗感染。

入院第2天：患者诉右下腹疼痛较前减轻，生命体征平稳。T 37.6℃，P 78次/min，R 18次/min，BP 102/78 mmHg，伤口未见明显异常。血常规：WBC 11.98×10^9/L（↑），NEUT% 92.2%（↑），CRP 33 mg/L（↑）。继续目前抗感染方案，伤口换药，对症支持治疗。

入院第3天：患者未诉特殊不适，昨日灌肠后解大便1次。T 36.6℃，P 80次/min，R 18次/min，BP 121/67 mmHg。右下腹压痛较前明显减轻，无反跳痛，伤口敷料覆盖良好，无渗出，愈合良好。

入院第5天：患者未诉特殊不适，昨日已拔出盆腔引流管。患者要求自动出院，准予，1周内普通外科门诊复诊。

（二）案例分析

【抗感染治疗】

典型急性阑尾炎，并考虑穿孔而继发腹膜炎可能，针对肠杆菌科和厌氧菌(脆弱拟杆菌)治疗性应用头孢美唑+奥硝唑。

　　临床药师观点：该患者阑尾伴腹膜炎，故抗菌药物治疗应较一般患者更长。患者要求自动出院，尊重其意愿，但出院后应继续口服第二、三代头孢菌素+甲硝唑，待1周后复诊时确定痊愈再停药。

　　(三)药学监护要点

　　1. 监测感染相关表现　精神状态、肠鸣音、切口情况、引流情况、体温、血常规、CRP、PCT等感染指标。

　　2. 监测药物不良反应　头孢美唑的过敏反应。奥硝唑的胃肠道反应和口腔异味。奥美拉唑的胃肠道反应，罕见可致视力障碍。

第三节 主要治疗药物

一、常用治疗方案

急性阑尾炎的经验性治疗方案见表8-1。

表 8-1 急性阑尾炎的经验性治疗方案

病原体	药物选择	备 注
大肠杆菌等肠杆菌科细菌	宜选药物：第二、三、四代头孢菌素，氟喹诺酮类；怀疑产ESBL菌株可选药物：哌拉西林钠他唑巴坦钠、头孢哌酮钠舒巴坦钠、碳青霉烯类、头霉素类	
厌氧菌（主要是脆弱拟杆菌）	主要针对厌氧菌的药物：硝基咪唑类；兼有抗厌氧菌作用的药物：哌拉西林钠他唑巴坦钠、头孢哌酮钠舒巴坦钠、碳青霉烯类、头霉素类	建议常规联用硝基咪唑类

二、主要治疗药物

急性阑尾炎的主要治疗药物见表8-2。

表 8-2 急性阑尾炎的主要治疗药物

分 类	常用品种	特 点	注意事项
第二代头孢菌素	头孢呋辛	见表2-2	见表2-2

分　类	常用品种	特　点	注意事项
第三代头孢菌素	头孢他啶、头孢曲松	见表2-2	见表2-2
第四代头孢菌素	头孢吡肟		
β-内酰胺酶抑制剂复方制剂	哌拉西林钠他唑巴坦钠、头孢哌酮钠舒巴坦钠		
碳青霉烯类	亚胺培南、美罗培南、厄他培南	见表2-2	厄他培南无抗非发酵菌作用，也不诱导其耐药，所以更加适合一般不考虑非发酵菌导致的感染
硝基咪唑类	甲硝唑、奥硝唑	见表7-2	见表7-2

第四节　案例评述

一、临床药学监护要点

（一）治疗方案的选择

（1）主要针对肠杆菌，可兼顾厌氧菌。

（2）急性阑尾炎厌氧菌感染比例高，包括一些少见的可能耐药的菌株，比较容易继发腹腔感染，故一般可常规β-内酰胺类联合硝基咪唑类。

（3）肠杆菌对氟喹诺酮类的耐药趋势比较明显，经验性治疗不宜首选。

（4）阑尾切除术和术后的引流是治疗阑尾炎的最重要的手段，药物起辅助作用。非手术治疗仅适用于单纯性阑尾炎急性阑尾炎的早期阶段。

（5）如果有手术，手术预防推荐第一、二代头孢菌素或头孢曲松±甲硝唑，或头霉素类单用，但只有少数情况仅进行预防用药。

（二）剂量和给药途径的确定

（1）原形经肾排泄的药物，肾功能不全者按照肾功能调节剂量。

（2）不宜局部用药。

（三）药物不良反应的监护

（1）过敏反应。

（2）碳青霉烯类的中枢神经系统症状。

（3）头孢哌酮的凝血功能影响。

（4）硝基咪唑类的胃肠道反应和口腔异味，罕见血液系统和神经系统症状。

二、常见用药错误归纳与要点

（一）保守治疗疗程不足

阑尾是一个引流不通畅的部位，特别是发生炎症后，故不经过外科处理去除炎症组织，单靠药物治疗作用有限，治疗不彻底可转为慢性阑尾炎而影响生活质量。所以，抗感染治疗应用至症状、影像消失后72～96 h。

（二）预防用药使用头孢他啶

预防用药时除了针对肠杆菌科，还要针对皮肤上的金黄色葡萄球菌，头孢他啶用于治疗金黄色葡萄球菌效果弱于头孢呋辛、头孢曲松，其特点是对铜绿假单胞菌作用强，而手术预防并不针对铜绿假单胞菌。

第五节　规范化药学监护路径

急性阑尾炎的治疗须根据患者病理生理特点，个体化选择品种、剂量。即使规范用药，初始经验治疗也可能无效，因此需要及时修改病原学诊断和调整药物，并且要与非感染因素相鉴别。建立药学监护路径（表8–3），可帮助临床药师及时观察。

表8–3　急性阑尾炎药学监护路径

适用对象：诊断为急性阑尾炎（包括慢性阑尾炎急性发作）

住院号：＿＿＿＿　　姓名：＿＿＿＿

性　别：＿＿＿＿　　年龄：＿＿＿

手术名称：＿＿＿＿＿＿　　手术时间：＿＿＿＿＿＿

主要基础疾病：＿＿＿＿＿＿

日　期	主要用药调整	监护点	相关临床表现	备注
（第1天必填）	（初始抗感染方案）	疗效药物不良反应	（疗效相关表现：症状、血常规、尿常规、PCT等）（不良反应相关表现）	—
（第2天必填）	（剂量是否调整）	肝、肾功能	（肝、肾功能检查结果）	—
（手术当天必填）	（预防用药）	药物不良反应	（不良反应相关表现）	—

(续表)

日 期	主要用药调整	监护点	相关临床表现	备注
(术后第1天必填)	(是否停止预防)	疗效 药物不良反应	(疗效相关表现) (不良反应相关表现)	—
(术后第2天必填)	(是否转为治疗)	疗效 药物不良反应	(疗效相关表现) (不良反应相关表现)	—
(如无手术,第4天必填)	(方案是否调整)	疗效 药物不良反应	(疗效相关表现) (不良反应相关表现)	—
(如无调整,第8天必填)	(是否停药)	疗效	(疗效相关表现)	—
(如有用药调整,重复用药后第4、8天)	—	—	—	—
(其他用药,需要监护的选填)	—	—	—	—

注:如有手术,注意引流情况的监测。

监护药师:

王 晖 亓 展

第九章

腹腔感染

第一节　疾病基础知识

【病因和发病机制】

腹腔感染主要指细菌性腹膜炎,指由细菌感染引起的,腹腔腔内壁腹膜和脏腹膜的炎症反应,是外科常见的一种严重疾病。

1. 病因

(1) 原发性腹膜炎(primary peritonitis):又称为自发性腹膜炎,一般指无明显的腹腔脏器疾病或外伤,致病菌来源于远处器官感染的血型播散或正常定植菌的迁移。致病菌多为大肠杆菌、肠球菌、肺炎球菌(呼吸道来源)。

(2) 继发性腹膜炎(secondary peritonitis):是最常见的腹膜炎,多继发于腹腔内空腔脏器破裂、穿孔或感染的直接扩散。外伤引起的腹壁或内脏破裂,囊脏器内容物腹腔污染及细菌经腹壁伤口进入腹膜腔;腹腔内脏器炎症扩散也是急性继发性腹膜炎的常见原因,如急性阑尾炎、急性胰腺炎、女性生殖器官化脓性感染等,含有细菌的渗出液在腹腔内扩散引起腹膜炎。病原菌以大肠杆菌最为多见,次为肠球菌、厌氧拟杆菌、链球菌、变形杆菌等,一般都是混合性感染。

2. 发病机制

(1) 血行播散:致病菌如肺炎双球菌和链球菌从呼吸道或泌尿系的感染灶,通过血行播散至腹膜。

(2) 上行性感染:来自女性生殖道的细菌,通过输卵管直接向上扩散至腹腔。

（3）透壁感染：如尿路感染时，细菌透过膀胱壁进入腹膜层；又如肝硬化并发腹水、肾病、猩红热或营养不良等机体抵抗力低下时，肠壁屏障功能破坏，肠腔内细菌透过肠壁进入腹膜腔。

（4）直接扩散：如空腔脏器穿孔或破裂，腔内带有定植菌的内容物直接进入腹膜腔；又如腹腔内脏器严重感染，炎症累及器官外膜，渗出物流入腹膜腔。

【诊断要点】

1. 临床表现

（1）腹痛是最常见的临床表现。疼痛的程度与发病的原因、炎症的轻重、年龄、身体素质等有关。疼痛一般都很剧烈，难以忍受，呈持续性。深呼吸、咳嗽、转动身体时疼痛加剧。患者多不愿改变体位。疼痛先从原发病变部位开始，随炎症扩散而延及全腹。

（2）腹膜受到刺激，可引起反射性恶心、呕吐，吐出物多是胃内容物。发生麻痹性肠梗阻时可吐出黄绿色胆汁，甚至棕褐色粪水样内容物。

（3）体温、脉搏的变化与炎症的轻重有关。开始时正常，以后体温逐渐升高、脉搏逐渐加快。原有病变如为感染性疾病，如阑尾炎，发生腹膜炎之前则体温已升高，发生腹膜炎后更高。年老体弱的患者体温可不升高。脉搏多加快，如脉搏快体温反而下降，这是病情恶化的征象之一。

（4）感染性休克：如出现面色苍白、虚弱、眼窝凹陷、皮肤干燥、四肢发凉、呼吸急促、口唇发绀、舌干苔厚、脉细微弱、体温骤升或下降、血压下降、神志恍惚或不清，表示已有重度缺水、代谢性酸中毒及休克。

（5）腹部体征：腹胀、腹式呼吸减弱或消失。腹部压痛、腹肌紧张和反跳痛是腹膜炎的标志性体征，尤以原发病灶所在部位最为明显。腹肌紧张的程度随病因和患者的全身状况不同而不同，胃肠或胆囊穿孔可引起强烈的腹肌紧张，甚至呈"木板样"强直；幼儿、老人或极度衰弱的患者腹肌紧张不明显，易被忽视。腹部叩诊因胃肠胀气而呈鼓音。胃十二指肠穿孔时,肝浊音界缩小或消失。腹腔内积液较多时可叩出移动性浊音。听诊时肠鸣音减弱,肠麻痹时肠鸣音可能完全消失。直肠指检如触及直肠前窝饱满及触痛,这表示盆腔已有感染或形成盆腔脓肿。

2. 实验室检查及其他辅助检查

(1) 血常规:白细胞计数及中性粒细胞比例增高。病情险恶或机体反应能力低下的患者,白细胞计数不增高,仅中性粒细胞比例增高,甚至有中毒颗粒出现。

(2) B超及CT检查:腹部立位平片可见小肠普遍胀气并有多个小液平面是肠麻痹征象。胃肠穿孔时多可见隔下游离气体。超声检查显出腹腔内有不等量的液体,但不能鉴别液体的性质。B超引导下腹腔穿刺抽液或腹腔灌洗可帮助诊断。CT检查对腹腔内实质性脏器病变(如急性胰腺炎)的诊断帮助较大,还有助于明确局限性脓肿,对评估腹腔内液体量也有一定帮助。

(3) 腹腔穿刺或灌洗液:腹腔穿刺液可为透明、混浊、脓性、血性、含食物残渣或粪便等几种情况。结核性腹膜炎时穿刺液为草绿色透明。胃十二指肠急性穿孔时穿刺液呈黄色、混浊、含胆汁、无臭味。饱食后穿孔时穿刺液可含食物残渣。急性重症胰腺炎时穿刺液为血性、胰淀粉酶含量高。急性阑尾炎穿孔时穿刺液为稀薄脓性略有臭味。绞窄性肠梗阻时穿刺液为血性、臭味重。如穿刺液不凝血,应想到有腹腔内出血;如为全血且放置后凝固,需排除是否刺入血管。穿刺液的微生物检查结果有助于抗菌药物的选择。

(4) 手术探查:腹腔镜的诊断准确率高达89% ～ 100%。

【治疗】

1. 治疗原则

(1) 控制感染源是其他治疗的前提和基础。感染源控制的方法包括切除感染器官、取出异物和脓液、腹水的引流等。

(2) 纠正体液和电解质失衡。

（3）采用适当的经验性抗感染治疗。

（4）支持治疗，如液体治疗、机械通气和人工营养等。

（5）如果感染局限可以通过外科手术或介入治疗。

2. 治疗方法

（1）非手术治疗：对病情较轻，腹部症状较轻或有减轻趋势者，或伴有严重心肺等脏器疾病而不能耐受手术者，可行非手术治疗。

1）体位：一般取半卧位，以促使腹腔内渗出液流向盆腔，减少吸收和减轻中毒症状，有利于局限和引流；且可促使腹内脏器下移，腹肌松弛，减轻因腹胀挤压膈肌而影响呼吸和循环。鼓励患者经常活动双腿，以防发生下肢静脉血栓形成。休克患者取平卧位或头、躯干和下肢各抬高约20°的体位。

2）禁食、胃肠减压。

3）纠正水、电解质紊乱：根据患者的出入量及应补充的水量计算需补充的液体总量（晶体、胶体），以纠正电解质和酸碱失衡。病情严重的应监测脉搏、血压、尿量、中心静脉压、心电图、血细胞比容、肌酐及血气分析等，以调整输液的成分和速度，维持尿量每小时 $30 \sim 50$ mL。

4）抗菌药物：继发性腹膜炎大多为混合感染，致病菌主要为大肠杆菌、肠球菌和厌氧菌（拟杆菌为主）。经验治疗一般采用联合用药方案，即使患者已经发现多药耐药 G^+ 菌菌株存在，也有相当高的 G^- 菌感染的发生率，仍需常规覆盖 G^- 菌。一旦病原微生物明确，则降阶梯为单药治疗。有条件时应尽可能监测药物浓度，时间依赖性药物的谷浓度需要超出 $2 \sim 5$ 倍MIC，必要时持续性静脉滴注；而浓度依赖性药物则至少需要超出10倍MIC以上。

5）营养支持：每天需要的热量达 $12\,550 \sim 16\,740$ kJ（$3\,000 \sim 4\,000$ kcal）。在输入葡萄糖供给一部分热量的同时应补充白蛋白、氨基酸、脂肪乳剂等。长期不能进食的患者应尽早给予肠外营养；手术时已做空肠造口者，肠管功能恢复后可给予肠内营养。

6）镇静、止痛：严重感染时往往会出现焦虑、疼痛和谵妄，需要镇静或镇痛药物，可减轻患者的痛苦与恐惧心理。但诊断不清或需进行观察的患者，暂不用止痛剂，以免掩盖病情。不恰当的使用镇静类药物还可能会延迟机械通气拆除时间，必须严密监护。

7）血糖控制：推荐持续输注胰岛素。有研究显示血糖维持在4.4～6.1 mol/L可以显著降低死亡率。同时应注意避免发生低血糖，老年患者更易发生，故老年患者的血糖控制目标建议为8.3 mmol/L。

（2）手术治疗：绝大多数的继发性腹膜炎需要及时手术治疗。手术适应证：① 非手术治疗6～8 h后（一般不超过12 h），腹膜炎症状及体征不缓解反而加重者；② 腹腔内原发病严重，如胃肠道穿孔或胆囊坏疽、绞窄性肠梗阻、腹腔内脏器损伤破裂、胃肠道手术后短期内吻合口漏所致的腹膜炎；③ 腹腔内炎症较重，有大量积液，出现严重的肠麻痹或中毒症状，尤其是有休克表现者；④ 腹膜炎病因不明确，且无局限趋势者。

第二节 经典案例

案例一

（一）案例回顾

【主诉】

反复发热1月余，伴有腹泻3周。

【现病史】

患者，男，62岁。一个月前无明显诱因下出现发热，伴有寒战，体温最高达39℃，服用清开灵和酚麻美敏片后好转，但之后体温反复，并出现腹泻，无腹胀、腹痛、呕吐，无反酸、呕血、黑便、无尿频、尿急、尿痛、血尿，未予以重视。继而出现乏力不适，无大便，就诊于急诊，血生化示低钾、低蛋白，血常规示中性粒细胞升高，腹部CT：部分肠段扩张明显伴液平影，胆囊结石。予物理降温及补液治疗。4 d后复查血常规示，中性粒细胞进一步升高，CRP升高。收入普通外科，诊断为结肠癌、肠梗阻、腹腔感染，行结肠癌根治＋结肠造瘘术后转入ICU。

【既往史】

曾行阑尾炎手术，否认其他手术、外伤史。

【社会史、家族史、过敏史】

已婚已育。退休工作人员。无食物药物过敏史。

【体格检查】

BP 106/52 mmHg，R 12次/min。皮肤巩膜无明显黄染，心脏

听诊无殊，心浊音界未见异常，HR 78次/min，律齐，未闻及病理性杂音。肺部呼吸音粗，未及明显干湿啰音，肠鸣音未及，四肢未见明显水肿。

1. 实验室检查

（1）血常规：WBC 10.09×10^9/L（↑），NEUT% 90.5%（↑），CRP 94.4 mg/L（↑）。

（2）血气分析：pH 7.41，PO_2 10.60 kPa，PCO_2 4.27 kPa，K^+ 3.40 mmol/L，Na^+ 133 mmol/L，乳酸1.00 mmol/L。

（3）PCT 0.94 ng/mL。

（4）proBNP 232.4pg/mL。

2. 其他辅助检查　胸部CT：① 两肺下叶炎症。② 脂肪肝。

【诊断】

（1）乙状结肠癌。

（2）肠梗阻。

（3）腹腔感染。

【用药记录】

1. 抗感染　注射用亚胺培南西司他丁钠 0.5 g iv.gtt q8h.（d1-12），利奈唑胺 0.6 g iv.gtt q12h.（d5-16），甲硝唑 0.4 g p.o. q.i.d.（d5-20），注射用头孢哌酮钠舒巴坦钠 1.5 g iv.gtt q8h.（d12-20），多西环素 0.1 g iv.gtt q.d.（d12-20）。

2. 止咳化痰　氨溴索 8 mL i.v. q8h.（d1-12），多索茶碱 0.2 g iv.gtt q12h.（d3-20）。

3. 抑酸护胃　兰索拉唑 30 mg iv.gtt q.d.（d1-20）。

4. 免疫调节　胸腺法新 1.6 mg s.c. q.d.（d1-20），乌司他丁 20万 U i.v. q8h.（d1-12）。

【药师记录】

入科第2天：患者双鼻道吸氧中，T 36.8℃。血常规：WBC 14.6×10^9/L（↑），NEUT% 91.6%（↑），PLT 125×10^9/L（↑），

D-dimer 1.14 mg/L（↑），胸片：两下肺少许肺炎。

入科第4天：患者双鼻道+面罩吸氧中，咳痰无力，中午患者氧饱和度渐低，予以插管，T 36.5℃。血氧饱和度89%。神清、皮肤巩膜无黄染，心肺听诊呼吸音粗，双下肺可及干啰音，腹部软，肠鸣弱，四肢无明显水肿，左下肢深静脉局部栓塞。血常规：WBC 10.6×10^9/L（↑），NEUT% 78.8%（↑），PLT 261×10^9/L（↑），proBNP 1 016.00 pg/mL（↑）。加用低分子肝素钙预防深静脉血栓形成（deep venous thrombosis，DVT），多索茶碱、氨溴索止咳化痰。

入科第6天：患者气管插管呼吸机辅助呼吸，T 36.7℃。HR 115次/min，BP 99/53 mmHg，R 15次/min，血氧饱和度98%。心肺听诊呼吸音粗，双下肺可及少量干啰音，腹部软，肠鸣尚可，四肢无明显水肿，肢端发绀明显好转。血常规：WBC 14.2×10^9/L（↑），NEUT% 87.3%（↑），PLT 281×10^9/L（↑），PCT 14.78 μg/L（↑）。加用利奈唑胺、甲硝唑。

入科第7天：患者气管插管呼吸机辅助呼吸，T 37.6℃，冰毯降温中。HR 117次/min，胺碘酮应用中，BP 102/73 mmHg（小剂量多巴胺和去甲肾应用中），R 15次/min，血氧饱和度100%（吸入氧分压0.6）。神志萎靡、皮肤巩膜无黄染，心肺听诊呼吸音粗，双肺可及少量干啰音，双下肺呼吸音稍低，腹部软，肠鸣差，四肢无明显水肿，肢端稍发绀。血常规：WBC 24.9×10^9/L（↑），NEUT% 90.1%（↑），PLT 272×10^9/L（↑）。加用胺碘酮微泵控制心率。

入科第8天：患者神志好转，气管插管呼吸机辅助呼吸，T 37.8℃，冰毯降温中。心肺听诊呼吸音粗，双肺可及少量干啰音，双下肺呼吸音稍低，腹部软，肠鸣差，四肢无明显水肿，肢端稍发绀。血常规：WBC 22.3×10^9/L（↑），NEUT% 90.8%（↑），PLT 228×10^9/L（↑）。胸片：两下肺炎。痰培养：未见细菌。仍以亚胺培南西司他丁钠抗感染。

入科第12天：患者气管插管呼吸机辅助呼吸，T 36.8℃，冰毯降温中。HR 112次/min，BP 110/54 mmHg（多巴胺维持），R 18次/min，血氧饱和度96%（吸入氧分压0.55）。神志萎靡、皮肤巩膜无黄染，心肺听诊呼吸音粗，双肺可及少量干啰音，双下肺呼吸音稍低，腹部稍有肌卫，肠鸣稍弱，四肢无明显水肿，右手发绀。血常规：WBC 20.3 × 10⁹/L（↑），NEUT% 95.9%（↑），PLT 134 × 10⁹/L（↑）。proBNP 5 872 pg/mL（↑）。痰培养：白念珠菌。血培养：鲍曼不动杆菌，多西环素、替加环素敏感。停用亚胺培南西司他丁钠加用多西环素、头孢哌酮钠舒巴坦钠。

入科第15天：患者气管插管呼吸机辅助呼吸，T 36.5℃，冰毯降温中。HR 97次/min，BP 112/63 mmHg（去甲肾上腺素维持），R 21次/min，血氧饱和度100%（吸入氧分压0.55）。神志萎靡、皮肤巩膜无黄染，心肺听诊呼吸音粗，双肺可及少量干啰音，双下肺呼吸音稍低，腹部稍有肌卫，肠鸣弱，四肢无明显水肿，双手发绀好转。血常规：WBC 11 × 10⁹/L（↑），NEUT% 92.5%（↑），PLT 68 × 10⁹/L（↓）。痰培养：铜绿假单胞菌和鲍曼假单胞菌生长。腹腔引流液乳糜试验阳性。停用利奈唑胺。

入科第18天：患者气管插管呼吸机辅助呼吸，T 36.5℃，冰毯降温中。HR 90次/min，BP 110/46 mmHg（去甲肾上腺素、多巴胺维持），R 21次/min，血氧饱和度100%（吸入氧分压0.55）。血常规：WBC 9.1 × 10⁹/L，NEUT% 90%（↑），PLT 24 × 10⁹/L（↓）。给予头孢他啶，停用亚胺培南西司他丁钠、低分子量肝素和前列地尔。

入科第19天：患者自8:31开始心率、血压下降，并予以碳酸氢钠纠酸，血管活性药物运用，胸外按压，反复肾上腺素推注（1 mg、3 mg、3 mg、3 mg），抢救无效，9:25患者瞳孔对光发射消失，大动脉搏动消失，自主呼吸停止，心率为零，心电图呈一直线，宣告临床死亡。

（二）案例分析

【抗感染治疗】

患者因乙状结肠癌导致肠梗阻，肠腔扩张，黏膜受损，腔内压力升高导致肠道细菌透壁迁移至腹腔感染，并发生脓毒血症（PCT > 10 ng/mL）。抗菌药物经验性治疗针对肠杆菌科、拟杆菌属、肠球菌。使用亚胺培南（肠杆菌、拟杆菌）、利奈唑胺（肠球菌）、甲硝唑（拟杆菌）。后血培养示鲍曼不动杆菌，根据药敏试验给予多西环素、头孢哌酮钠舒巴坦钠。因经济原因未用替加环素。

临床药师观点：① 患者肾功能未见异常，既往无神经系统症状，严重感染时亚胺培南西司他丁钠可用 0.5 g iv.gtt q6h.。② 患者腹部术后，吸收能力不稳定，故甲硝唑不应口服而应静脉用药。③ 目前鲍曼不动杆菌整体耐药情况严重，本患者药敏提示头孢哌酮钠舒巴坦钠耐药，但仍建议与多西环素或替加环素联用，但剂量过小，头孢哌酮钠舒巴坦钠中其主要作用的是舒巴坦，应用至说明书规定最大剂量 4 g/d，该患者仅 1.5 g/d。④ 因患者痰培养亦检出鲍曼不动杆菌，故后期的鲍曼不动杆菌应来源于呼吸道，血行播散至腹腔。

【增强免疫治疗】

患者免疫低下，予以胸腺法新。

临床药师观点：首先，适应证不符合，患者非乙肝患者，虽免疫低下，但并没有接种疫苗而需要短期内增加特异性免疫应答。其次，用法错误，说明书推荐 1 周 2 次，没有证据表明 1 次/日更好。

（三）药学监护要点

1. 监测感染相关表现　精神状况、引流液情况、伤口情况、呼吸道症状、体温、心率、血压、血常规、CRP、PCT、咳嗽、咳痰、肺部啰音、病原学结果等。

2. 监测药物不良反应　亚胺培南西司他丁钠中枢神经系统症状。头孢哌酮钠舒巴坦钠对凝血功能的影响。多西环素的胃肠道反应、肝损害。利奈唑胺的血细胞减少。利奈唑胺有单胺氧化酶抑制作用，患者同时使用多巴胺控制血压，注意多巴胺效应的增强可能。兰索拉唑、甲硝唑的胃肠道反应。

案例二

（一）案例回顾

【主诉】

突发上腹痛1 d，伴发热。

【现病史】

患者，女，70岁。患者行胆囊切除、胆总管切开取石+T管引流1月余，T管拔出3 d后突发上腹痛，伴寒战发热，最高体温达39℃，不伴恶心、呕吐。急诊就诊，予以禁食、抗炎、保肝、补液等对症支持治疗，有所好转。发病以来，患者精神可，胃纳略差，大小便如常，体重未见明显下降，睡眠好。

【既往史】

甲状腺结节40年，阑尾切除30年，子宫内膜异位症，子宫及附件全切20年。

【社会史、家族史、过敏史】

已婚已育。退休工作人员。有青霉素类、头孢菌素类药物过敏史。

【体格检查】

BP 135/78 mmHg，R 22次/min。皮肤巩膜无明显黄染，心脏听诊无殊，心浊音界未见异常，HR 88次/min，律齐，未闻及病理性杂音。肺部呼吸音清，未及明显干湿啰音，右上腹压痛，无肌紧张，肠鸣音未及，四肢未见明显水肿。

【实验室检查及其他辅助检查】

1. 实验室检查　血常规：WBC 8.8×10^9/L，NEUT% 84%（↑）。

2. 其他辅助检查　上胸部CT检查：① 胆囊切除，肝门旁、小网膜囊局限性积液。② 左肾小囊肿。

【诊断】

（1）胆囊切除状态。

（2）胆总管结石取出状态。

（3）腹腔感染。

【用药记录】

1. 抗感染　0.9%氯化钠注射液100 mL+注射用头孢西丁钠2 g iv.gtt b.i.d.(d1−3)，0.9%氯化钠注射液100 mL+注射用奥硝唑0.5 g iv.gtt b.i.d.(d1−12)，盐酸莫西沙星氯化钠注射液0.4 g/250 mL iv.gtt q.d.(d3−8)，0.9%氯化钠注射液250 mL+硫酸庆大霉素注射液24万U iv.gtt q.d.(d8−17)，头孢克洛缓释片（Ⅱ）0.375 g p.o. b.i.d.(d17−23)。

2. 预防溃疡　0.9%氯化钠注射液100 mL+注射用兰索拉唑30 mg iv.gtt b.i.d.(d1−8)。

3. 保肝　5%葡萄糖注射液250 mL+重组人胰岛素注射液2 U+注射用复方甘草酸苷160 mg iv.gtt q.d.(d1−12)。

4. 抑酶　注射用甲磺酸加贝酯0.3 g iv.gtt q.d. 加入补液(d1−12)。

5. 保护心肌　0.9%氯化钠注射液250 mL+注射用环磷腺苷葡胺180 mg iv.gtt q.d.(d12−17)。

6. 支持　5%葡萄糖注射液500 mL+重组人胰岛素注射液4 U+10%氯化钾注射液15 mL+注射用脂溶性维生素（Ⅱ）2瓶 iv.gtt q.d.(d1−8)，20%中/长链脂肪乳注射液(C8−24) 250 mL iv.gtt q.d.(d1−8)，ω−3鱼油脂肪乳注射液10 g/100 mL iv.gtt q.d.(d1−8)。

【药师记录】

入院第3天：仍有腹痛，T 38.0℃。血常规：WBC 8.0×10^9/L，NEUT% 83%(↑)。血生化：K^+ 3.8 mmol/L，Na^+ 140 mmol/L，ALB 26 g/L，ALT 15 U/L，AST 13 U/L，Cr 59 μmol/L。停用头孢西丁，改用盐酸莫西沙星氯化钠注射液联合奥硝唑抗感染，并加用20%人血白蛋白注射液20 g/100 mL静脉滴注1次，呋塞米注射液10 mg静脉注射。

入院第8天：一般情况可，半流质饮食无不适，大小便正常。

体温恢复正常。停莫西沙星,改为 0.9% 氯化钠注射液 250 mL+硫酸庆大霉素注射液 24 万 U 联合奥硝唑继续抗感染治疗。同时停复方维生素(Ⅱ)、ω−3 鱼油脂肪乳、20% 中/长链脂肪乳,以及兰索拉唑。

入院第 12 天:体温正常。神清,气平,心、肺未见异常,全腹软,无压痛、反跳痛,肝、脾肋下未及。切口愈合良好。停用奥硝唑,以及复方甘草酸苷、丁二磺酸腺苷甲硫氨酸,并加用 0.9% 氯化钠注射液 250 mL+注射用环磷腺苷葡胺 180 mg 静脉滴注保护心肌。

入院第 17 天:一般情况可,无不适主诉,大小便正常。MRCP: ① 胆囊切除,留置引流中,肝门旁、小网膜囊少量局限性积液。胆总管中段狭窄,上段轻度扩张。② 双肾小囊肿。停庆大霉素,改为头孢克洛缓释片(Ⅱ)0.375 g b.i.d.,继续使用 6 d。同时停用其他药物治疗。

入院第 24 天:一般情况可,低脂半流质饮食无不适,大小便正常。病情稳定,出院。

（二）案例分析

【抗感染治疗】

该患者腹腔感染继发于胆囊炎术后炎症直接扩散,治疗上仍以覆盖肠杆菌科和厌氧菌为主,使用头孢西丁+奥硝唑,当头孢西丁使用 3 d 效果不佳时改为不同作用机制的莫西沙星,治疗好转后降阶梯为庆大霉素。

临床药师观点:① 患者为医院获得性腹腔感染,特别是手术后发生的,需覆盖铜绿假单胞菌,应首选哌拉西林钠他唑巴坦钠,头霉素类、莫西沙星均无抗铜绿假单胞菌作用。② 氟喹诺酮类对肠杆菌科耐药趋势严重,头孢西丁效果不佳时应考虑产 ESBL 肠杆菌或非发酵菌的可能,不应经验性选择莫西沙星,莫西沙星在老年人中枢神经系统不良反应发生率高。③ 当治疗有效时换为庆大霉素无意义,患者 70 岁高龄,增加肾损害风险。

（三）药学监护要点

1. 监测感染相关表现　精神状况、引流液情况、伤口情况、体温、心率、血压、血常规、CRP、PCT、病原学结果等。

2. 监测药物不良反应　莫西沙星的中枢神经系统症状、光敏反应、心脏Q-T间期延长。庆大霉素的肾损害。头孢哌酮舒巴坦对凝血功能的影响。兰索拉唑、奥硝唑的胃肠道反应。注意加贝酯的滴速，应控制1 mg/(kg·h)以内，不宜超过2.5 mg/(kg·h)。注意脂肪乳剂的滴速，最初15 min内输入速度不应超过0.25 ～ 0.5 mL/(kg·h)(约1 min 10滴)，若无不良反应，可将速度增至0.75 ～ 1.0 mL/(kg·h)(约1 min 20滴)。

案例三

（一）案例回顾

【主诉】

腹痛6 h。

【现病史】

患者，女，87岁。入院6 h前无明显诱因出现腹痛，以右侧腹痛明显，持续性疼痛，伴有右侧肩膀疼痛，伴有少许恶心，无发热，无胸闷、气促，少许咳嗽，无腹泻。入院后查血常规WBC 12.85×10⁹/L（↑），NEUT% 85.5%（↑），Hb 129 g/L，PLT 99×10⁹/L。心电图提示快速性心房颤动。予头孢哌酮钠舒巴坦钠+奥硝唑抗感染、制酸、改善循环及地高辛减慢心室率。胃肠外科会诊后考虑胃穿孔，全身麻醉下行胃穿孔修补术，术中出血不多，血压稳定，出血量20 mL，总输液量共2 700 mL，尿量：820 mL。术中仍有快速性心房颤动，予去乙酰毛花苷静脉注射及胺碘酮静脉泵入控制心室率。血压偏低，予去甲肾上腺素静脉泵入升压［0.09 μg/(kg·min)］。术程顺利，术毕带气管插管转入SICU监护治疗。

【既往史】

有冠心病，心房颤动病史多年，否认结核等传染病史。

【社会史、家族史、过敏史】

已婚已育。退休工作人员。无食物药物过敏史。

【体格检查】

BP 125/55 mmHg。患者麻醉苏醒,呼唤睁眼,精神差。双肺呼吸音清,两肺闻及少许细湿啰音。HR 135 次/min,节律不齐,心音不等,未闻及病理性杂音。腹壁软。手术伤口干燥无渗液,带入右肝肾隐窝引流管及盆腔引流管各一条,引流通畅,引出少量淡红色稍混浊液体。肠鸣音未闻及。肢端冰凉,血运差。

【实验室检查及其他辅助检查】

1. 实验室检查

(1)血常规:WBC 2.6×10^9/L,PLT 83×10^9/L。

(2)血生化:ALB 20.7 g/L(↓),ALD 19.9 g/L(↓)。

2. 其他辅助检查 胸部CT:①双肺炎症。②右侧少量胸腔积液。③卧位心影增大,主动脉硬化。

【诊断】

(1)胃窦穿孔并急性腹膜炎。

(2)双下肺炎,双侧胸腔积液并邻近肺组织压迫性不张。

(3)冠心病,心房颤动并快速心室率。

(4)结节性甲状腺肿。

(5)骨质疏松症。

(6)腰椎间盘变性。

【用药记录】

1. 抗感染 5%葡萄糖注射液100 mL+亚胺培南西司他丁钠1 g iv.gtt q8h.(d1-5),5%葡萄糖注射液100 mL+注射用卡泊芬净50 mg iv.gtt q.d.(d1-4),5%葡萄糖注射液50 mL+万古霉素0.5 g iv.gtt q12h.(d2-5)。

2. 抗心力衰竭 5%葡萄糖注射液50 mL+米力农15 mg i.v. q.d.(d1-5),10%葡萄糖注射液20 mL+去乙酰毛花苷0.2 mg i.v. q.d.(d1-3),5%葡萄糖注射液50 mL+胺碘酮450 mg i.v.

q.d.（d1-4），5% 葡萄糖注射液 50 mL+左西孟旦 12.5 mg i.v. q.d.（d2-5）。

【药师记录】

入科第 3 天：患者呼唤睁眼，有遵嘱动作。呼吸机辅助呼吸，气道有少量淡黄色痰。昨晚开始发热，最高体温 38.5℃。托拉塞咪静脉泵入利尿。大便未解。血常规：WBC 9.68×10^9/L，PLT 82×10^9/L，PCT 55.1 µg/L（↑）。CrCL 30 mL/min（↓）。引流液：大肠杆菌，对亚胺培南西司他丁钠、头孢哌酮钠舒巴坦钠等敏感。

入科第 4 天：患者神志清醒。呼吸机辅助呼吸，气道痰少，为淡黄色痰。SpO₂ 98%，双肺呼吸音清，两肺闻及少量湿啰音。患者于 14:30 开始停用呼吸机，气管插管内吸氧，氧流量为 5 L/min，14:41 顺利拔出气管插管。拔管后予鼻导管吸氧，氧流量为 5 L/min，血氧饱和度维持在 95% 以上。血常规：WBC 9.39×10^9/L，PLT 86×10^9/L（↓），PCT 30.1 ng/mL（↑）。万古霉素血药谷浓度为 19.32 µg/mL。停用托拉塞米利尿。

入科第 5 天：患者诉无畏寒、发热、胸痛、气促、咳嗽、咳痰、腹胀、腹痛。时有自言自语，对答切题。自主呼吸平顺，血氧饱和度 97%（Fi 41%）。无发热。肛门未排气，未解大便。双肺呼吸音清，两肺闻及少量湿啰音。HR 69 次/min，节律不齐，心音不等，未闻及病理性杂音。腹壁软。右腹部轻度压痛。术口敷料有渗液，术口红肿。右腰腹部皮肤潮红，大小约 8 cm × 12 cm，触痛。右肝肾隐窝引流管无液体引出。盆腔引流管引流通畅，引出少量淡红色稍混浊液体，其中可见少量黄色脓苔。肠鸣音 2～3 次/min。血常规：WBC 9.19×10^9/L，NEUT% 82.8%（↑），PLT 86×10^9/L（↓），PCT 13.35 ng/mL（↑）。痰培养：白念珠菌。

入科第 6 天：患者诉无气促、咳嗽、腹胀、腹痛。无畏寒、发热。昨晚开始肛门有排气。时有自言自语，对答切题。自主呼吸平顺，血氧饱和度 97%（Fi 37%）。双肺呼吸音清，两肺闻及少量湿啰音,较前减少。HR 78次/min,节律不齐,心音等,未闻及病理性杂音。腹壁软。腹部压痛。术口敷料有渗液,术口轻度红肿,压之有少量果酱样分泌物(已予送检)。右腰腹部皮肤潮红较前消退。右肝肾隐窝引流管无液体引出。盆腔引流管引流通畅,引出少量淡红色稍混浊液体,其中可见少量黄色脓苔。肠鸣音4~6次/min。四肢肌力及肌张力正常。生理反射正常,病理反射阴性。血常规: WBC 9.62×10^9/L, NEUT% 76%, PLT 100×10^9/L, PCT 13.35 ng/mL(↑)。停用胺碘酮。患者病情较前好转,予以转出SICU。

（二）案例分析

【抗感染治疗】

患者为胃穿孔导致的腹膜炎,社区获得,大肠杆菌最常见。患者病情较重(PCT 30 ng/mL),并伴有肺炎,前期头孢哌酮钠舒巴坦钠+奥硝唑抗感染效果不佳,故给予广覆盖。使用亚胺培南+万古霉素+卡泊芬净。

临床药师观点:① 该患者病原菌主要来源于胃部,有胃酸和蛋白酶,并不适宜细菌大量增殖,故虽然病情重,但抗菌谱并不需要覆盖那么广。手术前使用头孢哌酮钠舒巴坦钠+奥硝唑效果不佳,是因为未行外科清除原发病灶和引流,而清创引流是腹腔感染最重要的抗感染手段而非药物。所以,经验性治疗亚胺培南即可,联用硝基咪唑类也可,而没有针对真菌的依据。即使患者合并肺炎,也是社区获得性肺炎,亚胺培南单药足矣。② 万古霉素虽然覆盖了可能的肠球菌感染,但患者高龄,原本肾功能低下,其也带来巨大的肾损害风险,胃部来源的肠球菌概率比较低,故得不偿失。③ 患者CrCL为30 mL/min,亚胺培南应使用0.5~1 g q12h.。

（三）药学监护要点

1. 监测感染相关表现　精神状况、引流液情况、伤口情况、体温、心率、血压、血常规、CRP、PCT、病原学结果等。

2. 监测药物不良反应　亚胺培南的中枢神经系统症状。万古霉素的耳、肾损害。胺碘酮可延长心脏Q-T间期，而去乙酰毛花苷可减慢心率，胺碘酮又可增高后者的血药浓度，故两者联用可增加继发恶性室性心律失常的风险，给予持续的心电监测。

案例四

（一）案例回顾

【主诉】

右侧肾上腺腺瘤，十二指肠瘘引流20余天。

【现病史】

患者，女，22岁。患者20余天前于当地医院诊断"右侧肾上腺腺瘤"并行"右侧肾上腺腺瘤切除术"，出现多量胆汁样引流液，血尿淀粉酶升高，诊断"十二指肠瘘"，遂行"十二指肠探查引流术＋空肠造瘘术"，多次出现大量鲜血样引流液，考虑创腔出血，多次予止血、介入栓塞等治疗效果不佳。患者入肝胆科后，腹膜后引流液仍为血性液体，予禁食、腹膜后持续冲洗、抑酸、抑酶、肠外营养治疗，并予头孢哌酮钠舒巴坦钠、氟康唑抗感染治疗。第2天无明显诱因开始排鲜红色血尿，约1 000 mL，予膀胱冲洗后冲洗出80 mL暗红色血块。其后出现双侧下腹痛，伴寒战、高热，体温最高39.2℃，随后开始排大量鲜红色血便，1 500～2 000 mL，伴呕吐鲜红色血液约80 mL，腹膜后3 h内引流出血性液体约2 000 mL，R 36次/min，HR 160次/min，BP不能测出，SpO_2 96%～98%，CVP 0～1 cm H_2O，腹软，剑突下、双侧下腹压痛，无反跳痛，考虑消化道大出血、失血性休克，予扩容、输血后并急诊行介入血管栓塞止血。转入ICU进行监护。转入后，患者呕出约50 mL暗红色血性液。起病以来睡眠、精神较差，体重减少5 kg。

【既往史】

平素身体一般，否认高血压、糖尿病等慢性病。

【社会史、家族史、过敏史】

已婚已育。无食物药物过敏史。

【体格检查】

BP 99/59 mmHg。神志清,对答切题,中度贫血貌,留置右侧锁骨下深静脉导管,心律齐、双肺未闻及干湿啰音。腹稍隆,右侧腹部留置4条腹膜后引流管,其中两条用于冲管,余两条引流管及胃管内可见暗红色血液。上腹部可见一长约6 cm手术切口,可见置胃造瘘管,表面敷料干洁。腹部软,剑突下有压痛,无反跳痛。右侧腹股沟股动脉加压包扎,右下肢足背动脉搏动可触及。左侧肢体可见多处瘀斑。

【实验室检查及其他辅助检查】

1. 实验室检查 血常规: WBC 53.19 × 10^9/L(↑), NEUT% 91.6%(↑), PLT 124 × 10^9/L(↑)。

PCT 4.85 ng/mL。

2. 其他辅助检查 胸部CT: ① 双肺炎症。② 右侧少量胸腔积液。③ 卧位心影增大,主动脉硬化。

【诊断】

(1) 消化道出血,失血性休克。

(2) 十二指肠瘘。

(3) 脓毒症:腹腔感染。

(4) 右侧肾上腺腺瘤。

【用药记录】

1. 抗感染 0.9%氯化钠注射液150 mL+注射用亚胺培南西司他丁钠1 g iv.gtt q8h.(d1–5), 0.9%氯化钠注射液100 mL+伏立康唑200 mg iv.gtt q.d.(d1–5), 0.9%氯化钠注射液100 mL+万古霉素0.5 g iv.gtt q8h.(d1–3), 0.9%氯化钠注射液100 mL+万古霉素0.5 g iv.gtt q12h.(d4–5)。

2. 抑酸、止血 5%葡萄糖注射液50 mL+奥曲肽注射液0.6 mg i.v. q12h.(d1–5), 奥美拉唑注射液40 mg i.v. q8h.(d1–5)。

【药师记录】

入院第2天：患者无寒战发热，无呕吐，无大汗，无心悸，无胸痛，持续呼吸机辅助呼吸，无需用血管活性药循环尚稳，CVP 6.8 cmH$_2$O，BP 128/71 mmHg，HR 83bpm。神清，腹部软，有压痛，反跳痛不明显，肠鸣音弱，双肺呼吸音粗，未闻及啰音，心律齐。解暗红色大便约200 mL，暗红色胃液约160 mL，右腰腹部伤口黄色渗液约100 mL，腹膜后1引流管引出1 750 mL浅红色液体，腹膜后2引流管引出710 mL墨绿色液体。血常规：WBC 21.41×10^9/L（↑），NEUT% 90.7%（↑），PLT 72×10^9/L（↓），PCT 16.15 ng/mL（↑）。下午在气管内麻醉下行剖腹探查术，手术过程顺利，术中出血约500 mL，于腹腔和腹膜后置多根引流管。

入院第3天：患者今日神清。昨日最高体温36.9℃。SpO$_2$ 100%。循环稳定，血压在（120～140）/（70～80）mmHg，HR在85～98次/min，CVP 8 cmH$_2$O。腹软，有压痛，反跳痛不明显；双肺呼吸音粗，未闻及啰音，心律齐。血常规：WBC 16.15×10^9/L（↑），NEUT% 80.4%（↑），PLT 45×10^9/L（↓）。PCT 16.90 ng/mL（↑），（1,3）-β-D葡聚糖89.56 pg/mL。万古霉素血药谷浓度为19.32 μg/mL。继续予以万古霉素和亚胺培南西司他丁覆盖革兰氏阳性球菌和阴性菌治疗感染。

入院第4天：患者今日神清，昨日无发热。腹部软，有压痛，反跳痛不明显。血常规：WBC 11.29×10^9/L（↑），NEUT% 93.2%（↑），PLT 50×10^9/L（↓），PCT 6.67 ng/mL（↑）。胸片：① 右下肺炎症较前吸收；左下肺新出现炎症，建议治疗后复查；② 左侧少量胸腔积液，较前略有增多；③ 卧位心影增大。痰培养：鲍曼不动杆菌（+++），大肠杆菌（ESBL+）。万古霉素浓度22.71 μg/mL。调整万古霉素剂量为0.5 g q12h.。

入院第5天：患者今日神清。昨日无发热。双肺呼吸音粗，未闻及啰音，心律齐。腹部软，有压痛，反跳痛不明显。血常规：WBC 9.0×10^9/L，NEUT% 83.2%（↑），PLT 30×10^9/L（↓），PCT

3.60 ng/mL（↑）。患者循环呼吸稳定，生命体征平稳，转出 SICU 回普通病房进一步治疗。

（二）案例分析

【抗感染治疗】

患者术后发生腹腔感染，属于医源性腹腔感染，且出现脓毒血症（PCT > 10 ng/mL），初始治疗覆盖可能的医院感染病原菌，包括真菌、非发酵菌、肠球菌、MRSA，给予亚胺培南＋伏立康唑＋万古霉素。

临床药师观点：对于 MRSA 引起的复杂及重症感染，万古霉素血药谷浓度应维持在 15 ～ 20 μg/mL。

（三）药学监护要点

1. 监测感染相关表现　精神状况、引流液情况、伤口情况、体温、心率、血压、血常规、CRP、PCT、病原学结果、万古霉素血药浓度等。

2. 监测药物不良反应　亚胺培南的中枢神经系统症状。万古霉素的耳、肾损害。伏立康唑注射剂的辅料环糊精经肾脏排泄，CrCL < 50 mL/min 不宜再用，患者正在使用万古霉素，故要特别注意肾功能监测。伏立康唑可抑制奥美拉唑的代谢消除，注意奥美拉唑的不良反应，如胃肠道反应、肝损害（伏立康唑本身也有肝损害），罕见的有可逆性视觉异常。

案例五

（一）案例回顾

【主诉】

腹部间歇性疼痛 1 月余，加重 1 d。

【现病史】

患者入院前 1 个月出现饭前的腹胀痛，不伴呕吐，无发热等不适，服用抑酸药物或进食后好转。1 d 前开始出现右下腹的持续性疼痛，伴发热、头晕、乏力等不适。遂至我院就诊，予以抗炎支持治疗症状无明显缓解。后外科以"急性腹膜炎,消化道穿孔"于全身麻醉下行"胃穿孔修补术",转入SICU。

【既往史】

高血压、糖尿病、肾功能不全病史,规则药物治疗,具体不详。

【社会史、家族史、过敏史】

已婚已育,无药物过敏史。

【体格检查】

神志萎靡,气管插管中,T 36.7 ℃。HR 107次/min,BP 91/47 mmHg,R 16次/min,血氧饱和度100%。皮肤巩膜无明显黄染,心脏听诊无殊,呼吸平稳,双肺未及明显干、湿啰音,腹软,肠鸣未及。

【实验室检查及其他辅助检查】

1. 实验室检查

(1)血常规:WBC 16.63×10^9/L($\uparrow$),NEUT% 95.3 %($\uparrow$),Hb 84 g/L($\downarrow$),PLT 183.00×10^9/L。

(2)血生化:BUN 31.8 mmol/L($\uparrow$),Cr 315.6 μmol/L($\uparrow$),K^+ 4.80 mmol/L,Na^+ 136.0 mmol/L,ALB 21.3 g/L($\downarrow$)。

2. 其他辅助检查

(1)腹部CT检查示:腹水,腹腔游离气体影,胃壁明显增厚。肝内低密度灶,胆囊炎不除外;盆腔积液。

(2)胸片:右下肺炎症。

【诊断】

急性腹膜炎,胃穿孔。

【用药记录】

1. 抗感染 注射用美罗培南0.5 g+0.9%氯化钠注射液100 mL iv.gtt q12h.(d1-6),注射用替考拉宁100 mg+0.9%氯化钠注射液100 mL iv.gtt q.d.(d4-12),注射用哌拉西林钠他唑巴坦钠4.5 g+0.9%氯化钠注射液250 mL iv.gtt q8h.(d6-8),氟康唑注射液100 mg iv.gtt q.d.(d7-17),注射用头孢哌酮钠舒巴坦钠1.5 g iv.gtt

q8h.(d9-17),米诺环素胶囊100 mg鼻饲q12h.(d9-17)。

2. **抗炎** 血必净注射液100 mL iv.gtt q.d.(d1-4)。

3. **保护器官功能(肝、肾、心、胃)** 肾康注射液60 mL iv.gtt q.d.(d1-11)、磷酸肌酸钠1.0 g+0.9%氯化钠注射液100 mL iv.gtt q12h.(d1-4)、奥美拉唑40 mg+0.9%氯化钠注射液100 mL iv.gtt q12h.(d1-13),注射用还原性谷胱甘肽2 400 mg+0.9%氯化钠注射液100 mL iv.gtt q.d.(d1-9)。

4. **促红细胞生成** 注射用重组人红细胞生成素10 000 IU+灭菌注射用水3 mL s.c. biw(d3-7)。

5. **预防血栓** 低分子量肝素钙注射液0.4 mL s.c. q.d.(d4-13)。

6. **强心** 地高辛片0.125 mg p.o. b.i.d.(d11-16)。

7. **利尿** 螺内酯片20 mg p.o. t.i.d.(d11-12),呋塞米片20 mg p.o. t.i.d.(d11-12)。

【药师记录】

入院第3天:患者神志萎靡,气管插管中,T 37.1℃。HR 94次/min,BP 114/46 mmHg,R 16次/min,血氧饱和度100%。昨日尿量255 mL,超滤量2 280 mL,入量1 990 mL,右腹腔引流50 mL、左腹引流25 mL,胃液引流20 mL。实验室检查:BUN 12.5 mmol/L(↑),Cr 164.9 μmol/L(↑),WBC 17.70×10⁹/L(↑),NEUT% 95.9 %(↑),Hb 76 g/L(↓),PLT 171.0×10⁹/L,K⁺ 4.0 mmol/L,Na⁺ 141.0 mmol/L。给予重组人红细胞生成素,用于治疗贫血。

入院第4天:T 37℃,HR 77次/min,BP 110/46 mmHg[去甲肾上腺素0.1 μg/(kg·min)维持],R 16次/min,血氧饱和度100%。昨日尿量1 630 mL,入量1 610 mL,右腹腔引流5 mL、左腹引流0 mL,胃液引流0 mL。体格检查:双肺听诊呼吸音粗,可及少量湿啰音,肠鸣音未及,四肢稍水肿。患者高龄,短期内卧床,腹腔严重感染,存在下肢静脉血栓发生的高危因素,给予低分子量肝素0.4 mL s.c. q.d.预防血栓形成。

入院第6天:患者神志清,气管插管中,T 37℃。HR 78次/min,

BP 130/66 mmHg，R 16次/min，血氧饱和度100%。患者昨日尿量1 500 mL，入量2 242 mL，右腹腔引流30 mL、左腹腔引流10 mL，胃液引流0 mL。引流液培养提示白念珠菌生长。广谱抗菌药物使用1周，存在高龄、气管插管、基础疾病、腹腔感染等真菌感染的高危因素，给予氟康唑抗真菌治疗。美罗培南使用1周，目前生命体征平稳，感染较前好转，美罗培南改用哌拉西林他唑巴坦联合替考拉宁继续抗感染治疗。

入院第8天：T 36.9℃。HR 96次/min，BP 121/50 mmHg，R 16次/min，血氧饱和度100%。昨日尿量1 650 mL，入量1 935 mL。痰培养和引流液培养提示鲍曼不动杆菌生长；胸片：两肺纹理增多、模糊。停用哌拉西林钠他唑巴坦钠，改用头孢哌酮钠舒巴坦钠抗鲍曼不动杆菌治疗。同时联合米诺环素胶囊口服抗感染治疗。

入院第11天：患者神志清，T 37 ℃。HR 103次/min，BP 165/85 mmHg，呼吸28次/min，血氧饱和度100%。实验室检查：WBC 13.20×10^9/L，NEUT% 93.6%，Hb 103 g/L，BUN 32.0 mmol/L（↑），Cr 172.8 μmol/L（↑）。proBNP 9 751.00 pg/mL（↑）。加用强心利尿药物等对症治疗。

入院第16天：患者神志淡漠，无创通气中，T 36.8℃。HR 74次/min，心房颤动心律，BP 153/104 mmHg，R 22次/min，血氧饱和度100%。患者昨日尿量590 mL，入量2 080 mL，鼻饲60 mL，胃液150 mL。实验室检查：WBC 17.10×10^9/L（↑），NEUT% 94.3 %（↑）。血生化：K^+ 4.20 mmol/L，Na^+ 156.0 mmol/L（↑）。继续目前抗感染、强心利尿、预防血栓、补液等治疗。

入院第17天：患者心率下降至40～52次/min，血压52/14 mmHg。血氧饱和度测不出，抢救无效死亡。

（二）案例分析

【抗感染治疗】

患者为社区获得性腹腔感染，病原菌仍考虑常规的大肠杆菌及拟杆菌，使用美罗培南。针对肠球菌使用替考拉宁。病情有好转后，美罗培南降阶梯为哌拉西林钠他唑巴坦钠。后因鲍曼不动杆菌肺炎，改为头孢哌酮钠舒巴坦钠和米诺环素。

临床药师观点：① 替考拉宁的消除半衰期可达 100 h 以上，患者有肾功能不全，所以过量的风险很大，难以控制，消除半衰期较短的万古霉素更加适宜。或者使用不经肾脏排泄消除的利奈唑胺。住院第 16 天尿量明显下降，很可能与替考拉宁有关。② 因为考虑肾功能的问题，头孢哌酮钠舒巴坦钠的用量较低，但头孢哌酮受肾功能影响小，其血药浓度可能过低。当时腹腔感染仅治疗 9 d，可能尚未完全控制，并且可能因此再加重。患者最后死亡前已停用有创机械通气，改为无创通气，提示肺部感染治疗有效，所以死亡最大的可能原因还是腹腔感染。

（三）药学监护要点

1. 监测感染相关表现　精神状况、引流液情况、伤口情况、体温、心率、血压、血常规、CRP、PCT、病原学结果等。

2. 监测药物不良反应　美罗培南的中枢神经系统症状。替考拉宁的耳、肾损害。头孢哌酮的凝血功能影像。氟康唑的肝损伤及和其他药物的相互作用，如奥美拉唑、地高辛。奥美拉唑的胃肠道反应、肝损害和罕见的视觉异常。地高辛的中毒反应，监测血钾、血钙、心电图。

第三节 主要治疗药物

一、经验性治疗方案

腹腔感染的经验性治疗方案见表9–1。

表 9–1 腹腔感染的经验性治疗方案

病原体	药物选择	备 注
大肠杆菌等肠杆菌科细菌	哌拉西林钠他唑巴坦钠、头孢哌酮钠舒巴坦钠、碳青霉烯类、替加环素、阿米卡星、庆大霉素、妥布霉素	病原学明确为耐碳青霉烯肠杆菌或鲍曼不动杆菌者选替加环素
厌氧菌（主要是脆弱拟杆菌）	主要针对厌氧菌的药物：硝基咪唑类；兼有抗厌氧菌作用的药物：哌拉西林钠他唑巴坦钠、头孢哌酮钠舒巴坦钠、碳青霉烯类	
肠球菌	首选万古霉素，次选替考拉宁、利奈唑胺	耐万古霉素肠球菌感染可选替考拉宁或利奈唑胺；糖肽类不能耐受者选利奈唑胺

二、主要治疗药物（表9-2）

表9-2　腹腔感染的主要治疗药物

分　类	常用品种	特　点	注意事项
β-内酰胺酶抑制剂复方制剂	哌拉西林钠他唑巴坦钠、头孢哌酮钠舒巴坦钠	见表2-2	见表2-2
碳青霉烯类	亚胺培南、美罗培南、厄他培南	见表2-2	厄他培南无抗非发酵菌作用，也不诱导其耐药，所以更加适合一般不考虑非发酵导致的菌感染
硝基咪唑类	甲硝唑、奥硝唑	见表7-2	见表7-2
氨基糖苷类	阿米卡星、庆大霉素、妥布霉素	见表3-2	见表3-2
糖肽类	万古霉素、替考拉宁		
噁唑烷酮类	利奈唑胺		
甘氨酰环素类	替加环素		

第四节 案例评述

一、临床药学监护要点

（一）治疗方案的选择

（1）主要针对肠杆菌科、厌氧菌（脆弱拟杆菌）、肠球菌。

（2）结肠穿孔引起的腹腔感染一般常规 β-内酰胺类联合硝基咪唑类，不论 β-内酰胺类本身是否有抗拟杆菌作用。

（3）肠杆菌对氟喹诺酮类的耐药趋势比较明显，经验性治疗不宜首选。

（4）可不常规经验性使用抗肠球菌治疗，视病情严重程度而定。

（5）手术和引流第一重要，药物只起辅助治疗。

（6）腹腔感染的患者常入住ICU而易继发耐药菌肺部感染，需要两病同治，此时用药需要兼顾肺部药物分布。

（二）剂量和给药途径的确定

（1）原形经肾排泄的药物，肾功能不全者按照肾功能调节剂量。

（2）不宜局部用药。

（三）药物不良反应的监护

（1）过敏反应。

（2）碳青霉烯类的中枢神经系统症状。

（3）头孢哌酮的凝血功能影响。

（4）硝基咪唑类的胃肠道反应和口腔异味，罕见血液系统和神经系统症状。

（5）氨基糖苷类、糖肽类的耳、肾毒性。

（6）利奈唑胺的骨髓抑制和单胺氧化酶抑制作用。

（7）替加环素的胃肠道反应和肝毒性。

二、常见用药错误归纳与要点

（一）肾功能不全者选择头孢哌酮舒巴坦

虽然头孢哌酮的排泄受肾功能影响小，但舒巴坦受肾功能影响大，肾功能不全者需要减小舒巴坦的用量，同时头孢哌酮的用量也减小，但因头孢哌酮受肾功能影响小，其血药浓度可能过低。

（二）过于依赖药物而忽略外科处理

手术、换药、引流是最重要的抗感染措施，药物只起辅助作用。当使用规范的药物治疗效果不佳时，因考虑外科处理是否未到位，如有脓腔未发现未引流、引流管是否有阻塞等。

（三）轻信脓液或引流液的病原学结果

脓液或引流液非常容易受环境污染，不应根据一次检验的结果盲目更换抗菌药物，特别是同时检出多种细菌时。多次检验结果提示同一种细菌时才考虑针对其进行治疗。

第五节　规范化药学监护路径

　　腹腔感染的治疗须根据患者病理生理特点，个体化选择品种、剂量。即使规范用药，初始经验治疗也可能无效，因此需要及时修改病原学诊断和调整药物，并且要与非感染因素相鉴别。建立药学监护路径（表9-3），可帮助临床药师及时观察。

表 9-3　腹腔感染药学监护路径

适用对象：诊断为腹腔感染

住院号：＿＿＿＿＿　　姓名：＿＿＿＿＿

性　别：＿＿＿＿＿　　年龄：＿＿＿＿＿

手术名称：＿＿＿＿＿＿＿　手术时间：＿＿＿＿＿＿＿

主要基础疾病（包括导致腹腔感染的原发病）：＿＿＿＿＿＿＿

日　期	主要用药调整	监护点	相关临床表现	备　注
（第1天必填）	（初始抗感染方案）	疗效药物不良反应	（疗效相关表现：症状、血常规、尿常规、PCT等）（不良反应相关表现）	—
（第2天必填）	（剂量是否调整）	肝、肾功能	（肝、肾功能检查结果）	—
（第4天必填）	（方案是否调整）	疗效药物不良反应	（疗效相关表现）（不良反应相关表现）	—

日　期	主要用药调整	监护点	相关临床表现	备　注
（如无调整，第8天必填）	（方案是否调整）	疗效药物不良反应	（疗效相关表现）（不良反应相关表现）	—
（如无调整，第12天必填）	（是否停药）	疗效	（疗效相关表现）	—
（如有用药调整，重复用药后第4、8、12天）	—	—	—	—
（其他用药，需要监护的选填）	—	—	—	—

注：如有手术，注意引流情况的监测。

监护药师：

王　晖　陈蓓蕾　叶显撑

主要参考文献

葛均波，徐永健.内科学.第8版.北京：人民卫生出版社，2014.

王海燕.肾脏病学.第3版.北京：人民卫生出版社，2008.

王宇明.感染病学.第2版.北京：人民卫生出版社，2010.

吴孟超，吴在德.黄家驷外科学.第7版.北京：人民卫生出版社，2008.

吴在德，吴肇汉.外科学.第7版.北京：人民卫生出版社，2008.

张启瑜.钱礼腹部外科学.北京：人民卫生出版社，2006.

王明贵.广泛耐药革兰氏阴性菌感染的实验诊断、抗菌治疗及医院感染控制：中国专家共识.中国感染与化疗杂志，2017，17（1）：82-92.

梅长林.肾脏病临床实践指南.上海：上海科学技术出版社，2017.

中华医学会呼吸病学分会.中国成人社区获得性肺炎诊断和治疗指南（2016版）.中华结核和呼吸杂志，2016，39（4）：1-27.

中华医学会甲氧西林耐药金黄色葡萄球菌感染治疗策略专家组.中华医学会感染与抗微生物治疗策略高峰论坛：甲氧西林耐药金黄色葡萄球菌感染的治疗策略——专家共识.中国感染与化疗杂志，2011，11（6）：401-416.

中华医学会外科学分会胆道学组,董家鸿,等.急性胆道系统感染的诊断和治疗指南(2011版).中华消化外科杂志,2011,10(1):9-13.

中华医学会血液学分会,中国医师协会血液科医师分会.中国中性粒细胞缺乏伴发热患者抗菌药物临床应用指南(2016版).中华血液学杂志,2016,37(5):353-359.

中华医学会重症医学分会.重症患者侵袭性真菌感染诊断与治疗指南(2007版).中华内科杂志,2007,46(11):960-966.

Sanford.热病:桑福德抗微生物治疗指南.第44版.范洪伟译.北京:中国协和医科大学出版社,2014.

Betrosian AP, Frantzeskaki F, Xanthaki A, et al, High-dose ampicillin-sulbactam as an alternative treatment of late-onset VAP from multidrug-resistant Acinetobacter baumannii. Scand J Infect Dis, 2007, 39(1):38-43.

Campanile FC, Pisano M, Coccolini F. Acute cholecystitis: WSES position statement. World J Emerg Surg, 2014, 9(1): 58.

Dellinger RP, Levy MM, Rhodes A, et al. Surviving Sepsis Campaign: International Guidelines for Management of Severe Sepsis and Septic Shock: 2012. Crit Care Med, 2013, 41(2): 580-637.

Di Saverio S, Birindelli A, Kelly MD, et al. WSES Jerusalem guideline for diagnosis and treatment of acute appendicitis. World J Emerg Surg, 2016, 11: 34.

Doherty GM. Current Diagnosis and Treatment Surgery (14th edition). New York: McGraw-Hill Medical, 2009, 455-467, 472-474.

Koulaouzidis A, Bhat S, Saeed AA. Spontaneous bacterial peritonitis. World J Gastroenterol, 2009, 15(9): 1042-1049.

Malangoni MA, Inui T. Peritonitis —the Western experience. World J Emerg Surg, 2006, 1(25): 1-5.

Maschmeyer G, Helweg-Larsen J, Pagano L, et al. ECIL guidelines for treatment of Pneumocystis jirovecii pneumonia in non-HIV-infected haematology patients. J Antimicrob Chemother, 2016, 71: 2405-2413.

Pappas PG, Kauffman CA, Andes DR, et al. Clinical Practice Guideline for the Management of Candidiasis: 2016 Update by the Infectious Diseases Society of America. Clin Infect Dis, 2016, 62 (4): e1-e50.

Podnos YD, Jimenez JC, Wilson SE. Intra-abdominal Sepsis in Elderly Persons. Clinical Infectious Diseases, 2002, 35(1): 62-68.

Sartelli M, Chichom-Mefire A, Labricciosa FM, et al. The management of intra-abdominal infections from a global perspective: 2017 WSES guidelines for management of intraabdominal infections. World J Emergency Surgery, 2017, 12: 29.

Sun P, Tong Z. Efficacy of caspofungin, a 1,3-β-D-glucan synthase inhibitor, on Pneumocystis carinii pneumonia in rats. Medical Mycology, 2014, 52(8): 798-803.

Tu GW, Ju MJ, Xu M, et al. Combination of caspofungin and low-dose trimethoprim/sulfamethoxazole for the treatment of severe Pneumocystis jirovecii pneumonia in renal transplant recipients. Nephrology, 2013, 18: 736-742.

附　录

附录1 常见给药途径和频次的
拉丁文及其简写

分 类	缩 写	拉丁文	中 文
给药途径	s.c.	injectio hypodermaticus	皮下注射
	i.m.	injectio intramuscularis	肌内注射
	ip	injectio intraperitoneal	腹腔注射
	i.v.	injectio venosa	静脉注射
	iv.gtt	injectio venosa gutt	静脉滴注
	c.i.	continui injectio venosa	持续静脉滴注
	p.o.	per os	口服
给药频次	q.d.	quapua die	每日 1 次
	b.i.d.	bis in die	每日 2 次
	t.i.d.	ter in die	每日 3 次
	q.i.d.	quartus in die	每日 4 次
	q.o.d.	quaque omni die	隔日 1 次
	q6h.	quaque sexta hora	每 6 h 1 次
	q8h.	quaque octava hora	每 8 h 1 次

分　类	缩　写	拉丁文	中　文
给药频次	stat.	statim	立即
	q.n.	quaqua nocto	每晚

附录2　常用检查指标简写

中　文	英　文	中　文	英　文
血　常　规		血　气　分　析	
红细胞计数	RBC	二氧化碳结合力	CO_2Cp
血红蛋白	HGB	二氧化碳分压	PCO_2
红细胞比积	HCT	氧分压	PO_2
平均红细胞体积	MCV	实际碳酸氢根离子	AB
平均红细胞血红蛋白含量	MCH	碱剩余	BE
平均红细胞血红蛋白浓度	MCHC	动脉氧含量	CaO_2
白细胞计数	WBC	动脉氧饱和度	SaO_2
中性粒细胞计数	NEUT	抗　炎　反　应	
中性粒细胞比例	NEUT%	C反应蛋白	CRP
淋巴细胞比例	LYM%	降钙素原	PCT
血小板计数	PLT	凝　血　功　能	
平均血小板体积	MPV	凝血酶原时间	PT

中　文	英文	中　文	英文
血小板压积	PCT	活化部分凝血酶时间	APTT
血小板分布宽度	PDW	国际标准化比值	INR
网织红细胞计数	RC	凝血酶时间	TT
血沉	ESR	纤维蛋白原	FIB
尿　常　规		D二聚体	D-dimer
尿比重	SG	心肌损伤标志物	
尿酸碱度	pH	肌钙蛋白	CTn
尿蛋白	U-Pro	肌酸激酶同工酶	CK-MB
肝　功　能		肌红蛋白	Mb
谷丙转氨酶	ALT	肾　功　能	
谷草转氨酶	AST	尿素	BUN
γ-谷氨酰转移酶	GGT	肌酐	Cr
碱性磷酸酶	ALP	尿酸	UA
乳酸脱氢酶	LDH	血　脂	
总胆红素	TBIL	甘油三酯	TG
直接胆红素	DBIL	总胆固醇	TC
游离胆红素	IBIL	高密度脂蛋白	HDL-C
总蛋白	TP	低密度脂蛋白	LDL-C
白蛋白	ALB	脂蛋白（a）	Lp(a)

中　　文	英　文	中　　文	英　文
球蛋白	GLO	**电 解 质**	
白/球值	A/G	血清钾	K^+
前白蛋白	PAB	血清钠	Na^+
其　　他		血清氯	Cl^-
血糖	GLU	血清钙	Ca^{2+}
类风湿因子	RF	血清磷	P
乳酸	LA	**B型钠尿肽**	
肌酸激酶	CK	N端脑钠肽前体	NT-proBNP